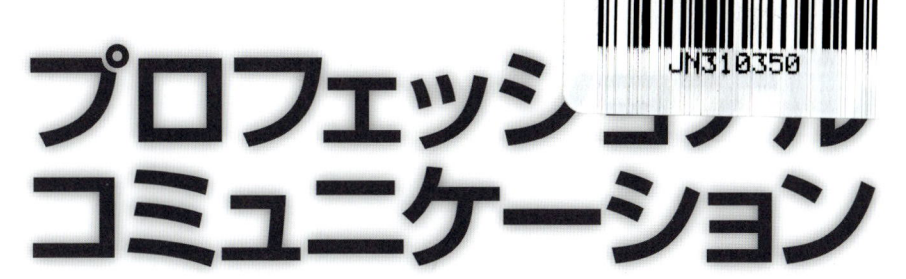

プロフェッショナル
コミュニケーション

―土屋和子のデンタル NLP & LAB プロファイル

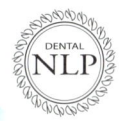

土屋和子 著

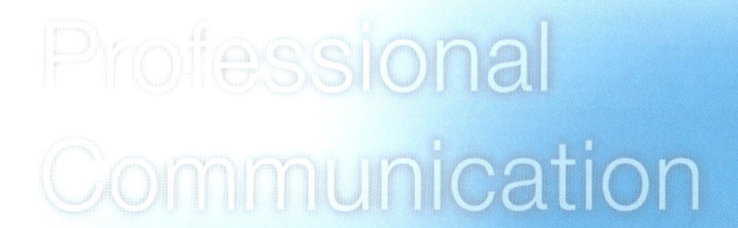

医歯薬出版株式会社

This book was originally published in Japanese
under the title of :

PUROFESSYONARU KOMYUNIKESYON
TSUCHIYA KAZUKO-NO
DENTARU **NLP & LAB** PUROFAIRU
(Professional Communication
——Tsuchiya Kazuko's Dental NLP & LAB-Profile)

Editor :
TSUCHIYA, **Kazuko**
Dental Hygienist

© 2013 1st ed.

ISHIYAKU PUBLISHERS, INC.
   7-10, Honkomagome 1 chome, Bunkyo-ku,
   Tokyo 113-8612, Japan

はじめに

　歯周病の患者さんに喫煙の害を伝えて，スパッと喫煙をやめてくださったら，その患者さんの健康に貢献できると思いませんか？
　スタッフに仕事のモチベーションをあげてもらおうと話をして，俄然やる気を出して業績が上がったら，素晴らしいと思いませんか？
　プラークコントロールができていない患者さんにその重要性を伝え，見違えるほどきれいで健康になったら，この仕事をしてよかったと思いませんか？

　筆者は，長い間"正しいことを正しく伝えているのに，なぜわかってくれないんだろう？"と悩んできました．一生懸命に話しているのに……．
　話したことを自分の思いとは違った意味でとらえられたり，相手の言うことを誤解してしまったり，同じように伝えてもひとによって受け取りかたが違ったりすることがあります．「うまくコミュニケーションを図るのは難しい」そう感じたことは誰にもあることでしょう．

　もし，あなたの話が相手に正しく伝わり，理解され，行動を変化させることができたらどんなに素晴らしいでしょう．

　本書は，NLP（神経言語プログラミング）とLAB（ラブ）プロファイルを基本とした，コミュニケーションスキルを向上させるための参考書です． あなたの思いが正しく伝わり，良好な関係性を築くために大切な思考の在りかたや言語の使いかたを身につけるためのものです．
　もちろん，何事においてもすべてに万能という方法論はなく，誰もがNLPによって同じ成果をあげられるとは限りません．が，筆者自身はNLPとLABプロファイルの考えかたとスキルによって，自分のコミュニケーション能力が大いに高まったことを実感していますし，NLPを有効に用いることが，あなたのコミュニケーションを向上させるための一助となりうると確信しています．
　本書を読み終えたとき，きっとあなたは早く誰かと会って話をしたいと思うでしょう．相手の話を聞いてみたいと思うでしょう．そして，あなた自身がコミュニケーションの達人になっていることを肌で感じるはずです．

　本書がみなさまのお役にたてることを祈っております．

2013年2月

土屋和子

プロフェッショナルコミュニケーション
―土屋和子のデンタル NLP & LAB プロファイル

Contents

はじめに……iii

序章

"NLP & LAB プロファイル®" とは……2
- Column 相手の反応がコミュニケーションの成果である……5

第1章

言語コミュニケーションで理解したいこと……6
- Ⅰ：「省略・歪曲・一般化」を誰もが無意識に行っている……6
- Ⅱ：メタモデルを用いてコミュニケーションの質を高めよう……9
- Ⅲ：LAB プロファイルで言語パターンを知る……15
- Column 喫煙者は強い内的基準型……26
- Column ミルトンモデル……27

第2章

非言語の情報に気付く……30
- Ⅰ：観察力・キャリブレーションを身につける……30
- Column 相手の心理状態の自己再現……31

Ⅱ：優位な感覚　VAK 表象システム……………………………………32
　　　Column　多くの人を対象に話をする場合……………………………36
　　Ⅲ：歯科臨床現場での VAK システムの活かしかた………………………39

第3章

信頼関係の築きかた……………………………………………………44
　　Ⅰ：聴き上手になる…………………………………………………………44
　　　Column　信頼関係を築きやすい会話ポジション……………………48
　　　Column　ラ・ポールの誤解………………………………………………48

第4章

自己重要感を満たすコミュニケーション…………………………49
　　Ⅰ：誰もが根源的に求めるもの……………………………………………49
　　Ⅱ：ひとの自己重要感を満たす……………………………………………51
　　　Column　問題を探そうとするのが私たちの使命！？………………52
　　Ⅲ：フィードバック…………………………………………………………53
　　　Column　"You ＆ I メッセージ"………………………………………54
　　　Column　"教える"と"気づかせる"の違い………………………55

第5章

ものごとのとらえかたを変える"リフレーミング"……………57
　　Ⅰ："状況"のリフレーミング……………………………………………58
　　Ⅱ："内容"のリフレーミング……………………………………………59
　　　Column　良き人生のためのリフレーミング…………………………60

第6章

ことばと潜在意識（無意識） ……… 63
- Ⅰ：“潜在意識”を知る ……… 63
- Ⅱ：“ことば”と潜在意識 ……… 65
  - Column 子育てのなかで注意したいことばかけ ……… 66
  - Column ポジティブな言語を用いた効果的な子どもへのことばがけ … 66
  - Column 子育て中の自己対話での声かけ ……… 68

第7章

ひとを育てる ……… 69
- Ⅰ：ひとを育てる "ニューロロジカルレベル"の応用 ……… 70
- Ⅱ："ほめかた・叱りかた"のルール ……… 73
- Ⅲ：リーダーの条件 ……… 79
  - Column 賛同してくれるひとと賛同してくれないひと ……… 80

第8章

嫌なことにも意味がある──肯定的な意図 ……… 81
- Ⅰ：気づいている肯定的な意図 ……… 81
  - Column 喫煙者の肯定的意図 ……… 82
- Ⅱ：気づいていない肯定的意図 ……… 83
- Ⅲ：肯定的な意図を知ったときどうするか ……… 83
  - Column 幼い子どもに教えられた肯定的な意図 ……… 85

私が出会った素敵な人びと＆言葉 ……… 87
- おわりに ……… 107

プロフェッショナルコミュニケーション

―土屋和子のデンタル NLP & LAB プロファイル

序　章	"NLP&LAB プロファイル®" とは
第1章	言語コミュニケーションで理解したいこと
第2章	非言語の情報に気づく
第3章	信頼関係の築きかた
第4章	自己重要感を満たすコミュニケーション
第5章	ものごとのとらえかたを変える"リフレーミング"
第6章	ことばと潜在意識（無意識）
第7章	ひとを育てる
第8章	嫌なことにも意味がある──肯定的な意図

※デンタル NLP® は，株式会社スマイル・ケアの登録商標です．
※LAB プロファイル® は，カナダ Success Strategies 社の登録商標です．

序章

"NLP & LAB プロファイル®" とは

■コミュニケーションと人間関係に悩む日々

　筆者は長年，歯科衛生士として多くの患者さんとかかわり，たくさんの歯科医師やスタッフと仕事をするなかで，コミュニケーションの大切さを実感しました．いかに最新の歯科情報を学ぼうと，治療スキルを磨こうと，多くのひとが悩むのは人間関係です．優秀なスタッフが職場での人間関係に悩み辞めてしまう現場を何度も体験しました．

　2007年の夏，コミュニケーションについて学ぼうとインターネットで検索していた筆者の目に飛び込んできたのがNLP（神経言語プログラミング）という学問でした．ビジネスNLPと謳われた芝健太先生[*1]の平日コースが開催されるとの情報に「これだ！！！」と，直感的に判断し，プラクティショナーコースを受講し，その後さらに勉強を続け，ついに2011年5月にMr.Tad James[*2]率いる全米NLP協会のトレーナーライセンスを取得しました．

■ NLPって何だろう？

　NLPをひとことで説明するのは難しいのですが，**コミュニケーションや問題解決，目標実現を可能にする最新の実践的な心理学**です．

　NLP（Neuro-Linguisitic-Programming）は，**神経言語プログラミング**と和訳されます．「神経」とは五感（視覚・聴覚・嗅覚・味覚・触覚）のことで，私たちは五感を通して世界を認知し，出来事を体験します．「言語」とは，その五感を通し

[*1] 芝健太先生
㈱ジーニアス・ブレイン代表取締役CEO／NLP-JAPANラーニング・センター代表／一般財団法人　日本NLP協会（Japan Neuro-Linguistic Programming Association）代表理事．ビジネスで使えるNLPの日本における第一人者．

[*2] Mr.Tad James（タッド・ジェームス）
全米NLP協会元会長．NLPマスター・トレーナーであり，タイムライン・セラピーの開発者．

"NLP & LAB プロファイル®" とは　序章

て得られた情報を記憶したり思考したり，意味づけをしてコミュニケーションを図るためのツールです．コミュニケーションは対人だけではなく自分自身とのコミュニケーションをも含み，無意識に使われる言語がもつ影響力にフォーカスします．そして，**「プログラミング」**は思考や行動はパターンとしてプログラムされていることをさします．そのプログラムは望む結果を得られるように書き換えることができ，そのためのさまざまなスキルが伝えられています．

■ NLP を学ぶとどう変わる？

　NLP を学び，筆者の人生は大きく変わりました．

　まず，自分自身とのコミュニケーションを常に意識し，目標を明確化することができるようになりました．以前の筆者は，ただ忙しさに追われ目の前にある仕事や家事を片付けるのに精一杯でした．「自分はどうありたいのか？」という自己対話[*3]を避けていました．目標を明確にし，得たい結果をはっきりさせることにより，夢を実現させるためにどう行動すればいいのかが具体的になります．筆者の今の目標は，"デンタル NLP®"として歯科医療界に特化した NLP を定着させることです．

　また，感情のコントロールができるようになったことも大きな変化です．以前は些細なことが気に障ったり，うまくいかないことがあると落ち込んだりしていました．しかし，物事にはすべて肯定的な要素があると NLP で学んだことにより，対人関係における感情もコントロールすることができ，ありのままにひとを受け入れコミュニケーションをスムーズに図ることができるようになりました．仕事の場面だけではなく，友人や家族などあらゆる場面での関係性が好転しました．

　さらに，NLP ではひとがどのように情報を認識し，記憶し，思考・行動するかが研究され，そこに一定のパターンが作られていることに着目しています．そのプログラムされた思考や行動のパターンを知り，それを変化させることで望ましい状態へと短期間で変化させることができるようになります．このことで，自分自

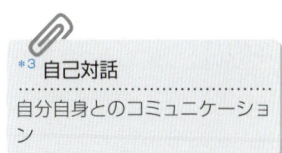

*3 自己対話
自分自身とのコミュニケーション

身の可能性の広がりを抑え込んでいた否定的な思い込みを変えるだけではなく，周囲の人の問題解決の糸口を見つけ支援することができるようになります．自分以外の他のひとの役にも立つようになるのです．

■ LAB(ラブ) プロファイルって何だろう？

　LAB プロファイル（The Language and Behavior Profile）は，NLP のなかで「言語と行動のパターン」の関係性を明らかにし進化させたものです．世界的言語パターンの権威であり，国際的ベストセラー作家で NLP トレーナーでもある Ms. Shelle Rose Charvet[*4] により体系化されています．筆者は 2012 年春，彼女よりグループコーチとしての認定を受けました．

　LAB プロファイルでは，言語コミュニケーションにおいて，最重要であり多くのひとが気づいていない言語と行動のしくみを知ることができます．初めてこの学びに触れたとき，筆者は鳥肌が立ったことを覚えています．まさに，"知っている" と "知らない" の大きな差を実感したものです．

　なぜ，同じように歯周病の説明をしても毎日の手入れを実践する人と実践しない人がいるのか，その違いは何なのか？　どうすれば誰もが理解し，行動を変化させることができるのか…？　そのようなことがわかると仕事の成果があがると思いませんか？

　今では，言語のもつ性質がよく理解できるようになりました．同じ言語を誰もが同じ意味で使っているわけではありません．本質的な違いがある場合もあります．そこで，質問によるコミュニケーションによって言語の背景にある真実を知ることが可能になります．ことばの行き違いによる誤解は誰もが経験されてきたものでしょう．その誤解がなくなればストレスフリーの安心感を得られると思いませんか？

　さらに，使われる言語からパターンを分析してその人に響く言語を使用すること，つまり，自分のパターンではなく，その人のパターンに合わせ

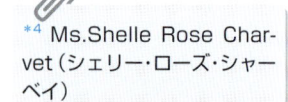

> [*4] Ms.Shelle Rose Charvet（シェリー・ローズ・シャーベイ）
> Success Strategies 社の代表．影響言語と説得術の国際的エキスパートであり，ベストセラーである『影響言語」で人を動かす（原題：Words That Change Minds)』の著者として世界で広く知られている．

た言語を使うことでその人のモチベーションを高めたり，維持させたり，より上質なコミュニケーションを図ることができるようになります．

たとえば，筆者自身が近年，禁煙支援を成功させる確率をあげることができるようになったのですが，それもこのスキルを習得したからだと考えています．

COLUMN　相手の反応がコミュニケーションの成果である

「なぜ，この人は私の言うことを理解しないのか？」それは，自分が相手に理解されないコミュニケーションをとっているからです．相手の理解力の欠如ではありません．

相手の反応がコミュニケーションの成果です．「なぜ，この人は私の言うことを理解しないのか？」と感じたら，自分の相手へのかかわりかたについて考察し，その方法を変える必要があると言えるでしょう．

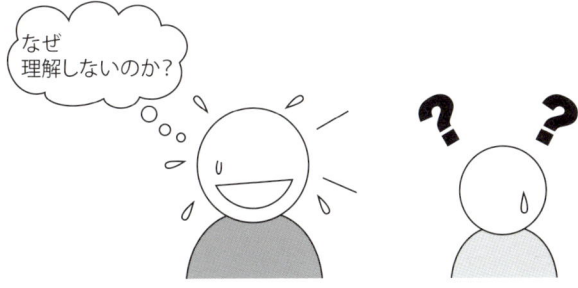

第1章

言語コミュニケーションで理解したいこと

　いろいろなひとと話をして，「この人はとても私のことをわかってくれる！」と思うこともあれば，「なぜ，この人はこんなに一生懸命話してもわかってくれないんだろう」と思うことはありませんか？

　自分の話したことが正確に相手に伝わり，相手の話が理解できる．そんな言語コミュニケーションが成立すると素晴らしいと思いませんか？

Ⅰ：「省略・歪曲・一般化」を誰もが無意識に行っている

　まず，例をみてみましょう．

A：歯科医師が患者さんに治療オプションの説明をしている場面です．

　「あなたの右下の第一大臼歯は，根が割れているために保存することは困難ですね」

　「抜歯をすることになりますが，その後，どのようにその欠損部を補っていくかということを考えなくてはなりません．その両隣の歯は健康な歯ですから，ブリッジを支える歯として削ってしまうのは残念ですね．1歯の取り外しの義歯は手入れも面倒ですし，支台の歯に掛ける金属部も見えてしまいます」

　「インプラントにされたらどうでしょうか．インプラントは人工的な歯根で骨の中に金属を埋め込み上部に歯を装着します．義歯のような煩わしさもなく，両隣の歯を削ることもなく，しっかり噛むことができます」

　「ただし，インプラントは健康保険が使えませんので，自費治療になりますが…」

> **B：この説明を受けた患者さんは，家族にこのように伝えました．**
>
> 「もう，この歯は抜かなきゃいけないんだって．私は抜きたくないんだけど，もうもたないって言われたのよ」
> 「それで，インプラントを勧められたんだけど，保険が使えないんだって．どこの歯科医院でも高額な治療を勧めるよね」

AとBを比較してみてください．どうでしょうか？

患者さんは，歯科医師から受けた説明を，自分自身では無意識に「**省略・歪曲・一般化**」して家族へ伝えています．

「**省略**」：抜歯の原因である歯根の破折が省略されています．また，インプラント以外にも治療方法が説明されていますが省略されています．

「**歪曲**」：インプラント治療のメリットは語られずに自費治療であることだけが強調されています．

「**一般化**」：「どこの歯科医院でも高額な治療を勧める」と，一部のことを全体に置き換えてしまっています．

このように，言語コミュニケーションでは無意識のうちに自分がもっているすべての情報を"ことば"にしているわけではありません（＝**省略**）．そして，事実を正確に伝えるのではなく自分なりの解釈を加えて理解した情報を"ことば"にしています（＝**歪曲**）．さらに，一部のことを全体に当てはめ，自分の思い込みを表現している場合があります（＝**一般化**）．

この場合，患者さんが歯科医師から聞いた完全な情報を「**深層構造**」といい，患者さんが家族に話した情報（フィルターを通し，省略・歪曲・一般化された情報）を「**表層構造**」といいます．

また，例にあげた患者さんのように家族へ伝達する際に「**無意識に欠落してし**

まった情報や，事実から曲げられてしまった情報を明らかにし，ことばによるコミュニケーションをより完全なものに近づけるスキル」としてNLPの"メタモデル"があります（メタモデルについては次項で詳述します）．

　この例で患者さんが家族へ伝える際に「省略，歪曲，一般化」してしまった以下の点を，もう一度拾い集め正確に分析してみましょう．
　　・抜歯の原因は何？
　　・インプラント治療以外の補綴治療法は何が可能？
　　・保険治療ではどのような治療がある？
　　・インプラント治療のメリットは？
　このように分析していくと，歯科医師が患者さんに伝えた情報が正確につかめるようになります．

　臨床現場では，歯科医師が初診の患者さんに，欠損した歯が抜歯に至った原因を問うことがあります．
　「この歯が抜歯になった原因はなんですか？」と歯科医師に問われると，「抜かなきゃいけないって言われたんです」「抜歯しかないって言われたんです」そう答える患者さんが多いです．
　歯科医師が欲しい情報は，カリエスの進行が原因なのか，歯周病なのか，破折なのか…といった具体的な抜歯の原因ですが，患者さんは"抜歯"という診断結果しか記憶していないことが多いものです．
　このままでは正確な情報の把握ができません．「抜歯の原因はむし歯ですか？」と具体的な質問をし，情報の詳細を明らかにしていく必要があります．

　別の例をみてみましょう．
　「私は，信頼されていないってみんなから言われているの」このように，あなたが後輩から相談されたら，どうしますか？
　NLPを学ぶ以前の筆者なら，このひとことに感情移入してしまい，同調して憤慨したものです．しかし，それでは問題解決に繋がりません．

「省略・歪曲・一般化」された情報を明らかにしてみましょう．
- 「信頼されていない」ってどのように？ ＝理由の省略
- 「みんな」って誰？ ＝情報の省略・一部を全体に置き換える一般化
- 「信頼されていない」というのは，真実ではなく会話の中で生じた歪曲である可能性もあります．つまり，本人が深い根拠がなくそう感じただけのことかもしれません．

■要注意！「なぜ？」とは質問しない

ここで大切なことは，"無意識のうちに失われている情報を明らかにして，コミュニケーションの質を高める"ことです．**決して失われている情報に対して問いつめることではありません．そのために「なぜ？」とは質問しません．**「なぜ？」と質問されると「理由」を探してしまいます．相手を問いつめず「省略・歪曲・一般化」された情報を「具体的な内容」にしていくことが大切になります．

Ⅱ：メタ*モデルを用いてコミュニケーションの質を高めよう

先に述べたように，「**無意識に欠落してしまった情報や，事実から曲げられてしまった情報を明らかにし，ことばによるコミュニケーションをより完全なものに近づけるスキル**」がNLPの"メタモデル"です．

メタモデルは，省略・歪曲・一般化という3つのプロセスに対応する"12のパターン"から構成されています（表1〜3）．

このパターンを学ぶことで**本来の能力を引き出したり，進歩や発展の妨げになっている制約や思い込みを取り去り，選択の可能性を広げ，よりよい関係を構築することができる**ようになります．

*メタ
ギリシャ語が語源で，「超越した」「違ったレベルの」という意味をもつ．

■ メタモデル12のパターン

表1　"省略"に対するメタモデル　「省略」により欠落した情報を引き出す

省略	「省略」が入ったことばの例	「省略」を引き出すメタモデルを用いた質問例
①不特定名詞 「誰が」「いつ」「誰に」「何を」「どこで」などが具体的に示されていない	「みんなが言っていた」 「将来的にはいいですよ」 「そのよさを知ってほしい」	「誰が？」 「いつ頃？」 「どんなよさ？」
②不特定動詞 具体的に示されていない行動や感情の表現	「うまくやっといて」 「この患者さんについて調べて」 「あの人と話すのは苦手」	「どんなふうに？」 「患者さんの何について？」 「彼（彼女）の何が苦手？」
③比較 比較対象が明確ではないために客観的に分析できない	「私にはうまくできない」 「こっちは結構いいよね」 「こちらは能率的です」	「誰と比べて？」 「どれと比べて？」 「何に比べて？」
④判断 評価や判断の基準が省略されている	「歯科衛生士としてなっていない」 「素晴らしい人」 「いろいろ言われている」	「それはどのような評価？」 「どのような素晴らしさ？」 「何をどう言われている？」
⑤名詞化 「仕事」「生活」「努力」などさまざまなプロセスをひとくくりにして単純な名詞に置き換える	「彼女は仕事ができる」 「毎日の生活が大変」 「努力はしている」	「どんな仕事が？」 「生活のどんなことが大変？」 「どんな努力？」

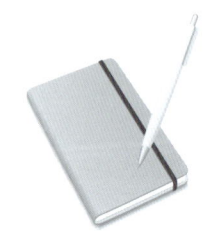

表2　"歪曲"に対するメタモデル　「歪曲」によって欠落した情報を明確にする

歪曲	「歪曲」が入ったことばの例	「歪曲」を明らかにする質問例
⑥等価の複合観念 本来はイコールではない内容なのに同じ意味（等価）になっている	「彼は私の目を見て話をしません．私に関心がないのです」 （※目を見て話すことと関心の有無がイコールになっている）	「目を見ないから関心がないといえるの？」
⑦前提 暗黙のうちに何らかの前提が隠れている	「彼女にこの仕事を任せるのは無理だ」	「何が，無理だと思うの？」
⑧因果 あることが，ほかの何かの原因になっているという発想．原因と結果の思い込み	「雨なので遅刻しました」	「遅刻したのは雨だから？」
⑨憶測（読心術） （事実を確認せず）他人の気持ちや考えかたを決めつける	「そんなことを言ったら彼女はがっかりするよ」	「どうして彼女ががっかりするとわかるの？」

表3　"一般化"に対するメタモデル

無意識のうちに限界や制約を設けていたり，例外を排除していることを明確にする

一般化	「一般化」が入ったことばの例	「一般化」を明らかにする質問例
⑩可能性の除法助動詞 無意識のうちに限界を決めつけてしまっている	「スタッフのモチベーションをあげるなんて私にはできない」	「モチベーションをどんなことと思う（考える）の？」
⑪必要性の除法助動詞 無意識のうちに行動に制約を課している	「この方法を取り入れるべきではない」	「取り入れるとどうなるの？」
⑫普遍的数量詞 例外を排除してしまう表現	「歯科医院経営は低迷している」	「どこの歯科医院も？」

以上12パターンのメタモデルの質問を用い，対話相手が自分自身で「省略・歪曲・一般化」していた情報に気づきを得る例をみてみましょう．

　下記のようにメタモデルの質問によって，「省略」されたり，「歪曲」された

■メタモデルの質問を用いた「気づき」〈例1：人前でうまく話せない〉

A「私は，人前でうまく話せないんです」
B「いつもですか？」
A「えーっと…いいえ…いつもではありません．たくさんの人たちの前でプレゼンテーションをするときです」
　※「いつもではない」と気づく
B「たくさんの人たちとは，どのような人たちですか？」
A「私と同じ仕事をしている人たちです」
　※「相手は自分と同じ職業の人」と気づく
B「同じ仕事をしているどのような（立場の）人ですか？」
A「同じように歯科医院に勤務している（立場の）人です．……そうですね．そう考えると，私と同じ職業，同じ立場の人ですから，普段話しているように話せばよいように思えてきました」
　※「相手は，自分と同じ立場の人」と気づき，緊張感が和らぎ，どのように話せばよいのか，普段通りに話せばよいことに気づくことができた．

り,「一般化」していた詳細が明らかになることで,欠落していた事実への"気づき"が得られます.

"答えはその人のなかにある"といわれるのはこのことを指すのでしょう.

■**メタモデルの質問を用いた「気づき」**〈例2：スタッフが勉強しない〉

A「スタッフが全然勉強をしないんですよ.困ります」
B「どのように困るのですか？」
A「ほかの歯科医院に遅れをとってしまいます」
　※「困るのは,ほかと比べて遅れをとること」と気づく.
B「遅れとは,どんなことですか？」
A「いや……具体的には……ただなんとなくそんな感じがして,不安なんです.
　　そうですね……私が不安に感じているだけかもしれません」
　※「漠然と不安に感じている」と気づく.
B「どのような不安ですか？」
A「うまく運営していけるかどうか……です」
　※「運営に関する不安」だと気づく.その不安がスタッフに向かっていたことに気づき,改めて歯科医院経営について考察する必要を理解できた.

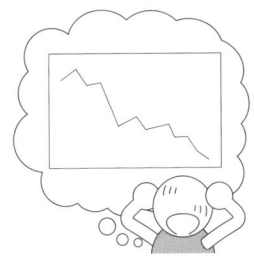

■**メタモデルの目的と留意点**

会話におけるメタモデルの目的は，

・使われている言語の意味を明確にさせ，**コミュニケーションの誤りを回避**する．
・欠落している情報を集め，**互いに的確な判断をする**．
・偏ったとらえかたや思考によって**制限，制約**されていることに意識を向ける．
・思い込みを排除し，思考や行動における**選択の可能性**を広げる．
・みずから**気づくことを導く**．

などがあげられます．言語コミュニケーションにおけるミスを回避し，良好な関係性を構築することができる素晴らしいツールです．

しかし，**相手との信頼関係を十分に高めたうえでメタモデルを使用（質問）**しなければ，「誰が？」「どこで？」「どんな？」と，質問によって攻撃されているように感じるかもしれません．そうなると逆効果で，相手を遠ざけてしまうでしょう．

メタモデルは，ことばで相手を操るものではなく，**お互いが"よりよい関係性を構築する"**そして同じ目的に向かって進んでいくためのものです．決して相手を意のままにコントロールするためのものではないということに留意してください．

■**メタモデルによる自己対話**

私たちは，自分自身とのコミュニケーションにおいても言語を用いて対話をしています．NLPでは，それを自己対話といいます．このメタモデルの質問は，自分に向けて応用することもできるのです．

「あの人って，嫌だな」と思ったときに，「何が嫌？」と自己対話し自分自身へ問いかけてみると，自分に賛同してくれないことが原因だと気づくかもしれません．

「最近，何もかもうまくいかないな」と悩んだときに，「何もかもとは？」と自己対話して自分自身へ問いかけてみれば，実際にはうまくいかないことは「何もかも」ではなく1つか2つのことだと気づくかもしれません．

自分自身のなかにも"省略・歪曲・一般化"があることを理解し，メタモデル

の質問を用いた自己対話によって詳細を明らかにし，思い込んでいた事実に気づくことで自分自身を導くことができます．

Ⅲ：LAB(ラブ)プロファイルで言語パターンを知る

　ちょっと想像してみてください．あなたのことばがけによって，目の前の沈んだ人の顔が輝き，みるみる元気になっていくことを．素晴らしいと思いませんか？

　ひとが日常に使っている"言語"は，誕生してからのさまざまな環境や体験，経験などの影響を大きく受けています．

　もし，あなたのことばがけで患者さんが長年の喫煙習慣を止めて禁煙してくださったら，その人の健康に貢献できると思いませんか？

　そして，あなたのことばがけでスタッフが新しいシステムに積極的に取り組むことができたら…．あるいは，落ち込んでいる家族を勇気づけることができたら…．素晴らしいと思いませんか？

　同じ意味をもつ言語でも，その言語の使いかたでひとの反応が違ってきます．

　たとえば，「仕事」という言語からあなたは何を感じますか？　"好きなこと""大変""充実""楽しい""厳しい""仲間"…など，ひとつの単語でさえ，感じられることやイメージすることはひとによって違います．つまり，"言語"は，これまでの環境や体験，経験によって構築された価値観や概念など多くの要素が関与し，無意識に独自のパターンを形成しているのです．

　言語コミュニケーションにおいて，ひとが使うことばは必ずしもすべての情報を伝えるのではなく，"省略・歪曲・一般化"（＝メタプログラム）があることを前述しました．それは，無意識下にある"独自のフィルター"のようであり，そのフィルターには"パターン"があります．

　たとえば，この本を読んだあなたは，他人から本の感想を聞かれたときにどう返答するでしょうか．「なかなか面白かったよ」とにこやかに返答したとしても，この本から得たことや気づいたことなどは省略されてしまうのです．

　あなたは，誰かと話をしたときに相手が重要な要素を省略して話したために，その話す内容を十分に理解できなかった経験があるでしょう．ひとは，自分が実

際に体験したことや考えたことの情報をすべて言語にすることはなく，省略・歪曲・一般化を通し，変換してしまいます．そして，そこにはパターンがあるのです．

LABプロファイルの技法は，ひとが話す言葉と行動のパターンには一定の関係性があるという考えから，**言語パターンを分析することによって，ひとの行動を理解し，予想し，影響を与えることができるようになる**ものです．

わたしたちはひとから話しかけられたとき，自分の内側にあるそのフィルターシステムを使ってそのメッセージのもつ要素を凝縮して理解します．

そして，その話しかけられかた（言語の使いかた）によってやる気を起こしたり，逆にその気が失せてしまったりします．つまりモチベーションを高めることも下げることもその**言語の使いかた**によるのです．

たとえば，あなたが自分の仕事に没頭しているときに，ミーティングで必要な資料のコピーを依頼されたとします．あなたはどのような言語を使われると，自分の仕事を中断してそのコピーをしようという気持ちになりますか？

「午後からのミーティングに間に合うように，この資料を 10 部コピーしてください」

「午後からのミーティングに間に合わなければ困るので，この資料を 10 部コピーしてください」

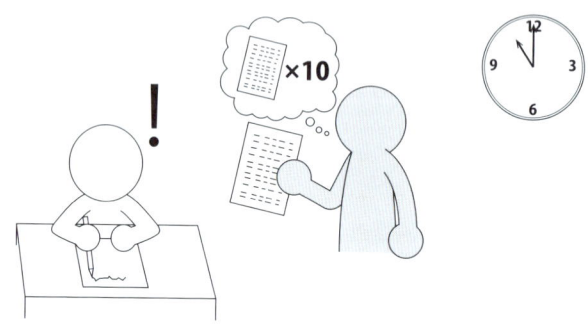

16

"間に合うように"という言語の使い方は，目的志向型のパターンであり，"間に合わなければ困るので"というパターンは問題回避型になります．

筆者の場合は，このようなシーンでは問題回避型のパターンをもっています．「間に合わなければ困る」ようなことは避けたいので自分の仕事を中断してコピーを先にしてしまおうと，やる気が湧いてきます．つまり，"起きるかもしれない問題"に意識が向くのです．もし，"間に合うように"という"目標・目的に意識が向く"目的志向型のパターンの言語で話しかけられたら，「そのうちにやります」とコピーを優先させようとはしないでしょう．

NLPにおけるメタプログラムの研究から，Ms. Shelle Rose Charvetによって，『「影響言語」で人を動かす』（1995年，日本語版2010年発行）が著され，世界中にLABプロファイル（NLPメタプログラム）が広がりました．

LABプロファイルの技法は，質問することで相手の使う言語の認識パターンを知り，分析してそのパターンに合ったひとの心を動かす"影響言語"で話しかけることによって，相手のモチベーションを向上させたり，誤解のないスムーズな会話を成立させることができるのです．

LABプロファイルは，**ひとにラベルを貼ってタイプ分けをするものではありません．使われる言語から推量と検証をして，影響言語を用いコミュニケーションを円滑にしていくものです．**

LABプロファイルの質問の仕方や，その返答から認知パターンの分析（プロファイリング）を学ぶことは簡単ではないと感じられるでしょう．しかし，一度身につけることができれば，生涯で活用することができます．なによりもLABプロファイルを活かして得られる成果はとても大きいでしょう．かけ算の九九を覚えたときを思い出してください．あるいは，車の運転を学んだことを思い出してください．ひとたび覚えてしまったら，あとはそれを自然に使いこなすことができることがおわかりかと思います．

LABプロファイルは問いかけによって相手のパターンを引き出します．そのため，学習は，質問の練習から始めます．

LABプロファイルは，大きく「動機付けの特徴（表4）」と「内的処理の特徴（表5）」という2つのカテゴリーに分類され，「動機付けの特徴」には6つのカテゴリー，「内的処理の特徴」には8つのカテゴリーがあります．

本書では，「動機付けの特徴」の3つのカテゴリーについて学びたいと思います．

表4 動機付けの特徴

カテゴリー	パターン	特徴
主体性	主体・行動型	すぐに行動に移す．主体的に行動してから考える．
	反映分析型	物事をじっくり考え，状況を理解してから行動に移す．
価値基準	価値基準	価値を感じるもの（こと），大切にしたいもの（こと），絶対に避けたいもの（こと）など，会話のなかで繰り返される「もの」や「こと」に価値基準をおく．
方向性	目的志向型	目標を達成することに焦点が置かれる．
	問題回避型	問題を発見し，回避し，解決する能力が優れている．
判断基準	内的基準型	自分の中に判断基準があり，自分で決定したいと考える．
	外的基準型	周りからのアドバイスを尊重し，周りの人に判断を委ねる．
選択理由	オプション型	絶えず新しい方法や別の選択肢を見つけ出そうとする．
	プロセス型	既存のプロセスやスケジュールに沿って仕事をするのが得意．
変化相違対応	同一性重視型	長期の安定を求める．既存のものとの共通点に意識がいく．
	進展重視型	持続的な変化や進展を求める．
	相違重視型	劇的な変化や革新を好む．相違点に意識がいく．
	進展相違重視型	進展重視型と相違重視型の両方のパターンを持つ．

※　本書では，この3カテゴリーについて解説します．

表5　内的処理の特徴

カテゴリー	パターン	特徴
スコープ	全体型	ものごとの全体象や概要をとらえて勧める事を好む.
	詳細型	物事の細かい情報を扱うのが得意. 優先順位苦手.
関係性	内向型	相づち, 身振り手振りによる反応を示さない. 話された言葉の内容のみに反応する (内容に重点をおいて話をする).
	外向型	うなぎき, 身振り手振りなどで話に反応する. 非言語にも反応する (ラポールの深さに影響される).
ストレス反応	感情型	日常的レベルのストレスに対しても感情的に反応する.
	チョイス型	最初は感情的に反応するが, 自分の選択次第で冷静さを取り戻す.
	冷静型	日常的レベルのストレスに感情的に反応することはない. とりみだすことなく冷静さを保って起点を利かせる.
連携	個人型	ひとりで仕事をすることを好み, 全責任を負うことを好む.
	近接型	自分の責任範囲は明確にしながらも, 周囲に人がいたり, 人と関わりながら仕事をすることを好む.
	チーム型	人と一緒に働き, 責任を分担する事を好む 2+2＝5の相乗効果を信じている.
システム	人間重視型	自分または他の人の感情や気持ちに左右されるラポールを築くのが得意.
	物質タスク型	結果やアイデア, ツール, タスク, システムを重視する. 仕事という世界には感情の居場所は無いと考える.
ルール	自分型	ルールをよく理解し, 他人にも従うように主張できる.
	無関心型	自分のルールを他人に押し付けず他人のルールに従わない.
	迎合型	自分が属する集団のルールに従うことができる.
	寛容型	ルールは理解しているがそれを強制することには躊躇する.
知覚チャンネル	視覚型	見て, 決める. ヴィジュアル重視.
	聴覚型	聞いて, 決める. 話し合い重視.
	読解型	読んで, 決める. ドキュメント重視.
	体感覚型	自分が行動し, 体感してみて, 決める. 習うより慣れろ.
納得モード	回数重視型	納得したり何かを習得するにはデータを何回か確認する.
	直観重視型	わずかな情報を得ただけで, 自分の想像に基づいて即座に決断する. 結論に結び付きやすく, 一度決めたらなかなか意志を変えない.
	疑心型	完全に納得することがない毎日が新しい一日でありその都度評価する.
	期間重視型	納得するまでに一定期間情報を集める必要がある.

■質問1「大切なことは,何ですか？」
〔カテゴリー：価値基準〕

"価値基準"は,感覚や感情に刺激を与えるスイッチとして働きます．つまり,「大切にしていること」や,「求めるもの」,あるいは,「絶対に嫌だ」と思うようなことです．

筆者は,LABプロファイルを学んでから,必ずこの質問をするようになりました．それまでは,診療室で患者さんのセルフケアについて話すときに"歯が大切なことは当たりまえだから,ていねいに歯磨きするのは当然"という考えで話していました．しかし,「日頃の歯磨きで大切にしていらっしゃることは何ですか？」あるいは,「歯磨きをどのようにしたいですか？」と聞いてみると,

> **患者さんの返答例**
> ・さっさと終わらせたい
> ・ていねいにしたい
> ・簡単なのがいい
> ・1日1回できれいになるといいと思う
> ・あっという間にきれいになるといい

などさまざまですが,「簡単に早く済ませたい」という価値観が多いことに気づきました．この価値基準を無視したアドバイスで患者さんのモチベーションをあげることは不可能です．

今では患者さんに合わせ,「歯の手入れを,簡単に早く済ませるために○○を使いましょう」などとことばがけをしています．価値基準の言語を入れることでやる気のスイッチが入ります．

また,勤務する歯科医院の院長が,どのような価値観をもっているのかを知ることはとても重要です．「院長がスタッフに求められることは何ですか？」と尋ねてみてください．複数ある場合は,重要度の高い順位を聞き出し,1つか2つくらいに絞るとわかりやすいでしょう．「このなかでもっとも重要なことは何ですか？」と質問するとよいでしょう．

第1章 言語コミュニケーションで理解したいこと

院長の返答例
- 歯周治療で成果をあげること
- 患者さんと末永く付き合えること
- スタッフとのコミュニケーションが図れること
- 歯科治療を理解すること
- 仕事の実績として収入をあげること　　など

　重要なことは，その価値基準に沿った仕事ができることです．院長（＝経営者）とスタッフの間において価値基準が明確になっていない場合，双方の求めることに行き違いが生じます．

　たとえば，経営者である院長の価値基準が「仕事の実績として収入を上げること」であることに対し，スタッフの価値基準が「楽しく仕事ができること」であれば，スタッフは，院長から「実績が上がっていない」と評価されるかもしれません．そして，院長はスタッフから，「院長はお金のことばかり言う」と，評価されるかもしれません．

　もし収入をあげることに価値をおいている院長なら「私は，**仕事の実績を上げ，収入を得る**ためにいろいろ学びたいと思います．このセミナーに参加して学びたいのですが，どうでしょう？」と相談すれば，院長はあなたを高く評価することでしょう．

■質問2　「それは（価値基準），どうして大切ですか？」
〔カテゴリー：方向性　　パターン：目的志向型／問題回避型〕

　この質問は，相手に行動の動機付けをすることができるのは，"**目標を設定したとき（目的志向型）**"なのか，それとも起こるかもしれない"**問題を避けようとするとき（問題回避型）**"なのか，**モチベーションの方向性を確認**するためのものです（3回質問を繰り返します）．

　前述した「歯磨きで大切なこと」の価値基準が「さっさと終わらせたい」を例にあげてみましょう．ここで重要なことは，パターンを導き出すための質問であり，返答の内容を分析することが目的ではないということです．

21

■質問1回目：歯科衛生士「"さっさと終わらせたい"というのは，どうして大切なのですか？」（「それはどうしてですか？」でもOK）
●患者Aさん「他にすることがたくさんあるから」
　※この返答は，"他にすることがある"という目標に意識が向いているので，目的志向型です．
●患者Bさん「他にすることがたくさんあり，それができないと困るから」
　※この返答は，できないことに意識が向いているので問題回避型です．

患者Aさんに対して，さらに連続して2回質問してみましょう．
⬇
■質問2回目：歯科衛生士「それはどうして大切なのですか？」
●患者Aさん「忙しくないと困るから」　→問題回避型

■質問3回目：歯科衛生士「それはどうして大切なのですか？」
●患者Aさん「時間を無駄にしたくないから」　→問題回避型

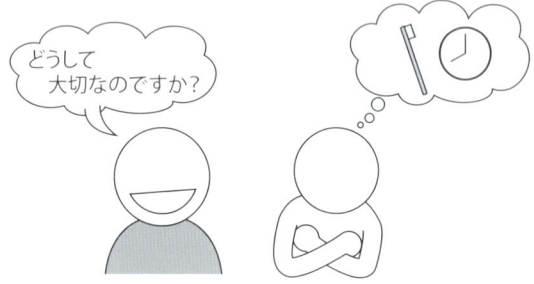

　繰り返しますが，返答の内容を分析するのではなく，返答の仕方や使われる言語を分析します．相手が使った言葉を一言一句もらさずに聞き取り，自分の解釈を加えないことです．「忙しくないと困るのは，たくさん仕事をしたいのだな」と自分の解釈を加えてしまうと問題回避型の返答を目的志向型のフィルターで聞き取ってしまっているので相手の言語パターンを正しく分析することができなく

なります．

　筆者は，この自分の解釈を加えないことに慣れるまで，とても時間が必要でした．つまり，自分の認知パターンで相手の言語を聞き留めてしまっているのです．

　同じ質問を3回繰り返す理由は，多くの人が目的志向型のポジティブなパターンの言語を使おうとするからです．問いかけに対し，"できない"返答よりも"できる"返答のほうが良いように思うのです．3回の質問により，本質的なパターンを見つけやすくなります．

　左ページの患者Aさんの例では，目的志向型に次ぎ，2回続いて問題回避型の返答になっていますので，問題回避型のパターンが強いと分析します．

　この結果から，問題回避型の言語が患者Aさんに理解されやすい"影響言語"であることがわかります．

　問題回避型の患者さんには，「では，磨き残しがないようにしましょう」と，ことばがけをするとモチベーションがあがります．

　患者さんが，「他にすることがたくさんあるから」と返答し，次いで「忙しいと充実しているように感じるから」「時間を大切にしたいから」など，目的志向型の返答が続くようであれば，「さあ，磨きましょう」という影響言語が効果的でしょう．

■質問3　「それが"うまくいった"とどうしてわかりますか？」
〔カテゴリー：判断基準　　パターン：内的基準型 / 外的基準型〕

　この質問は，判断の基準を知るための質問です．自分なりの価値基準に基づいて判断するのが内的基準型で，周囲の意見や指示，フィードバックを必要とするのが外的基準型です．

　内的基準型は，自分が大切にしていることに自分なりの価値基準をもっていて，自分で判断することでやる気が高まります．周囲からの評価を必要としないので後輩たちにもフィードバックを与えないかもしれません．

　外的基準型は，周囲からの評価によって判断しますので，それが得られなければ自分のしていることがうまくできているのかどうかの判断に迷います．周囲からのフィードバックによってやる気が高まります．

■歯科衛生士「歯磨きが"うまくできたな"と，どうしてわかりますか？」
●患者Aさん「(自分で) 歯の表面を舌で舐めてみて，気持ちよくなったら うまく磨けていると思います」　→内的基準型

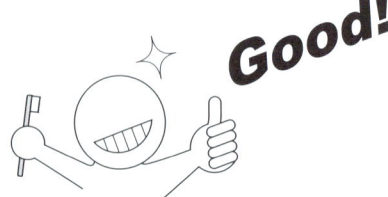

●患者Bさん「歯科衛生士さんに見てもらって，"きれいになっていますね" と言われてわかります」　→外的基準型

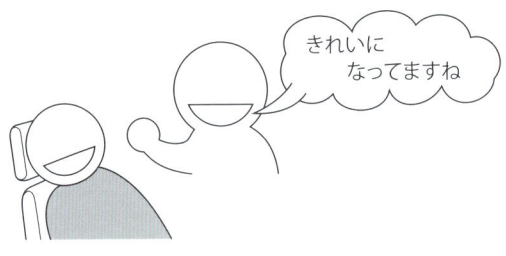

　内的基準型はしっかりした自分の考えをもっているように感じ，外的基準型は自分では決められない頼りなさが感じられるかもしれません．しかし，決してそうではありません．

　筆者は，自分の子どもたちが小さいとき，組み立て式のおもちゃ箱を購入したことがあります．蓋つきのものですが，単純な構造です．梱包の箱に描かれている絵を見て，簡単に組み立てられると思いました．そして，ネジをネジ穴に挿入しながら板を固定していくのですが，そのネジ穴にネジがうまく入りません．少しずれていました．そこで，無理矢理にねじ込めて固定したら，今度は蓋の部分を固定する穴がないことに気づきました．そのとき，「あら…嫌だ．これは不良品じゃない…」と筆者は思いました．さんざん悩み，あらためて取扱説明書を確認してみると，最初に固定した底板の方向が間違っていたのです．説明書を確認

せずに，自分の判断で組み立てた私は，強い内的基準型であったといえます．外的基準型であれば，組み立てる前に説明書を読んだでしょう．

新たな学びを得る場合には，外的基準型でなければ望ましい結果を得られないでしょう．

さて，「内的基準型」「外的基準型」それぞれの患者さんのセルフケアを導くにはどのような影響言語を用いたことばがけがモチベーションをあげるでしょう．

■「内的基準型」の患者さんへのことばがけ
「きれいになりましたか？」
「ご自分ではどう感じられますか？」

■「外的基準型」の患者さんへのことばがけ
「染色をして確認してみましょう」
「見せていただいて，私が確認させていただきましょう」

LABプロファイルを学ぶことによって，言語パターンを分析し，効果的な影響言語を用いるのは，コミュニケーションパフォーマンスの向上だけではなく，"どのような人を惹きつけたいか"という効果的な広告や，個人の能力が十分に活かせるような，誰もが満足できる人材配置など，あらゆる場面に応用させることができます．

無意識に使っている言語の威力を理解したあなたは，もっと学ばなければならないと思っていらっしゃることでしょう．ぜひ，学ぶチャンスを手に入れてください．

■大切なことは"コンテクスト"を明確にすること

LABプロファイルの質問をするうえで重要なことは，相手がどんな場面（状況）について話しているのかを確認することです．この場面や状況を"コンテクスト"と表現します．コンテクストを明確にすることが重要な理由は，ひとは場面や状況が変わると考えかたや行動も変化するからです．

■誤解しやすい NLP 関連用語
- 「メタプログラム」とは，個人がもつ無意識における物事の認識パターンのことを指します．
- 「メタモデル」とは，相手の認識をより具体的に理解するための情報収集の質問のことです．つまり，その人が伝えたいことの隠れた意図を引き出すための質問話法です．
- 「メタファー」とは，"たとえ"です．ものごとが伝わりやすいように"たとえ"を用いて話すことです．（例：歯石は，細菌の住むマンションのようなもの）

COLUMN 喫煙者は強い内的基準型

　喫煙が身体に害をあたえることは，ほとんどの喫煙者が理解しています．それでも喫煙するのは"自分が喫煙したいから"です．つまり，強い内的基準型です．そのような喫煙者に禁煙のモチベートをするには，内的基準型の影響言語を使うと効果的です．

「喫煙による歯周病への影響を説明させていただきましたので，禁煙されるということは，ご自分で決めてください」

　※ここで「禁煙されるかどうか」とは言いません．"禁煙する"ことを前提として内的基準型に訴えています．
　NLP では，このような技法を"ミルトンモデル"（次ページ参照）と言います．

第1章 言語コミュニケーションで理解したいこと

 **ミルトンモデル**

　ミルトンモデルは，催眠療法の第一人者である Mr.Milton H. Erickson がクライアントに対して使用していた巧みな言葉の使いかたを分析・体型化したものです．なにげない文章で相手の無意識に働きかけることができます．

　ミルトンモデルの 10 項目に，例をあげていきます．

①前提：会話の中に，相手の同意を得たい内容がすでにあるものとして話を進める．
　「A の治療計画と B の治療計画では，どちらの治療計画をご希望になりますか？」
　※治療計画を選択することが前提に含まれている．

②読心術（マインドリーディング）：憶測などによって，相手の考えや心情が読めているかのように言う．
　「今すぐに禁煙することは難しいですよね」
　※相手の考えや心情に同調することでラポールを築く．

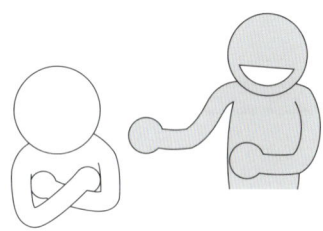

③主体の省略：話の主体を省略することによって，話を受け入れやすくする．
　「仕事のレベルが高い人ほど，このセミナーに参加しますね」
　※仕事のレベルが高い人になるようにセミナーに参加しようとする．

④因果関係："A だから B" というように理由づけすることで説得力を増す
　「このセミナーに参加しているのだから，高い知識を持っているはずだよ」
　※ A が，絶対的に B に影響しているように感じられる

27

⑤異なるものの同一視："異なるAとB"を同じこととして結びつける．Aが肯定的（YES）なものであることによって，後に続くことも肯定的なものになる．
　「あなたが院長であるということは，この歯科医院の治療レベルが高いということです」
　　※治療レベルの高い歯科医院の院長であるという自己重要感を満たすことができる

⑥普遍的数量詞："すべて""いつも""みんな"など，一般化する言葉．
　「スタッフはみんな優秀です」
　　※"みんな"の中に自分も含まれるために，相手に優秀だというメッセージを伝えることができる．

⑦不特定の動詞・名詞："変わる""動く""思う""学ぶ"など，内容が特定されない動詞や名詞．
　「スタッフの雰囲気が変わりましたね」
　　※どのように変化したかは述べていないが，相手はよい変化のように感じる．

⑧除法助動詞："できる"と言い切ることで，選択肢をなくし肯定的（YES）にとらえやすくする．
　「あと少し頑張れば，必ず成果を上げることができる」
　　※言い切ることで間違いはない（他の選択はない）と感じさせる．

⑨引用：第三者の言葉を引用することによって，メッセージを受け取りやすくする．
　「プロフェッショナルは結果に言い訳をしないといわれますね」
　　※言い訳をすることはプロフェショナルではないというメッセージが受け取りやすくなる．

⑩否定命令：あえて，メッセージとは逆のことを言いつつ，無意識はそのメッセージを肯定的に受け取る．
　「きれいに使っていただいてありがとうございます」
　　※「汚さないでください」というよりも無意識に働きかける．公共施設などで応用されている．

第1章 言語コミュニケーションで理解したいこと

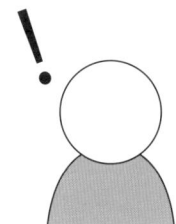

きれいに使っていただいて
ありがとうございます

第2章

非言語の情報に気づく

Ⅰ：観察力・キャリブレーションを身につける

ひとは，表情や身振りなどの非言語によって自分の状態を表しています．

非言語の情報を観察し，その人の状態を把握することを"キャリブレーション"といいます．非言語の情報とは，具体的には，身体の姿勢や動き，表情，顔色，呼吸，声のトーンなどです（表1）．

日本で開催されたLABプロファイルのセミナーにおいて，筆者が前述のMs.Charvetのアシスタントコーチを務めていたときのこと，日本語を解しない彼女が，あたかも日本語を熟知しているように参加者を分析されていたことは筆者にとって驚異でした．高度なキャリブレーションによってひとの精神的内面をキャッチできる素晴らしさを知りました．

もし，キャリブレーションにより，言語にされていないネガティブな感情を把握したなら，そっとその人に寄り添うことでその人は不安感から解放されるかもしれません．

また，会話の中でその人が発する言語とは裏腹に，その人が退屈であることをキャリブレーションすることができたなら，すぐさま話題を変更することもできます．

あるいは，毎日の診療のなかで，治療を苦痛に感じている患者さんをキャリブレーションすることができなければ，信頼関係は崩壊してしまうかもしれません．

キャリブレーションは，憶測や先入観ではなく，観察によって相手の状態を把握することであり，コミュニケーションスキルとして必要不可欠なものです．

表 1　非言語の情報源

視覚でとらえることができる情報	体の角度・姿勢／顔・頭の動き・停止・角度／手足の動き／腕組み・足組み／うなずき・表情／顔色／筋肉の緊張／汗／まばたき／目の動き／呼吸／目線・涙腺／口唇の動き／嚥下／しぐさ　など
聴覚でとらえることができる情報	呼吸／声のトーン（高低・緊張・激しい変化など）／声のテンポ・間の変化／口数　など
身体で感じることができる情報	体温／匂い／握手やハグをした時の感覚　など

> **COLUMN　相手の心理状態の自己再現**
>
> 　筆者がアシスタントコーチとして LAB プロファイルのセミナーの手伝いをしていたあるとき，セミナー参加者のひとりが気になってしかたがなかったことがあります．
> 　その人の表情やしぐさにどうしても目が釘付けになり，耳は誰よりもその人の声を拾ってしまいます．そんなとき，仲間のコーチに言われたことにハッとしました．それは，その人のなかに自分を投影しているということ．つまり，筆者自身の不安感をその人のなかに見出しているということでした．確かに，自分の自信のなさをその人を通して無意識のうちに表面化させて体感していました．
> 　これもキャリブレーションの一例です．キャリブレーションは，このように自分自身の内部に起きている変化を，他者を通して把握することがあります．もし，あなたに気になる相手がいたなら，その人と自分との間に共通する情報がないか探してみてください．

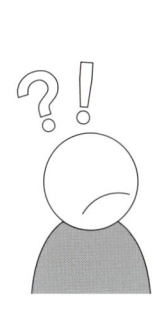

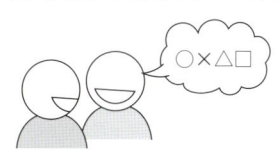

Ⅱ：優位な感覚　VAK 表象システム

　ひとは五感を通して世界を認知し（五感で情報をとらえて），記憶していますが，その五感には優位性があります．つまり，その人によって得意な感覚や苦手な感覚が違うのです．

　たとえば，「カレー」と聞いて，あなたは何を想像（イメージ）しますか？

　いつも食べるカレーライスの映像を思い浮かべる人もいれば，最近オープンしたカレー屋の評判を聞いたことを思い出す人，カレーの辛さを思い出す人もいるでしょう．

　五感は"視覚・聴覚・味覚・嗅覚・触覚"ですが，NLP では，味覚・嗅覚・触覚を"体感覚"としてまとめ**"視覚（Visual）・聴覚（Auditory）・体感覚（Kinesthetic）"**の3つに区分しています．そして，それらの頭文字をとり**「VAK モデル」**と表現しています．

　ひとは自分自身の優位な感覚でとらえたり記憶したり，表現したりするのです．

　わかりやすい例をみてみましょう．

　3 人の患者さんがそろって新しくオープンした歯科医院を訪れました．その帰り道の会話です．

Aさん「待合室の壁に掛けられていたリトグラフがきれいでとても素敵だったよね」

Bさん「ホント？　気づかなかったな．それより，流れていた BGM がジャズピアノだったじゃない！　あの曲好きなんだ．なかなか音響も優れていてよかった」

Cさん「そう？　そうだった？　…それより…あの待合室のソファ…座り心地がよくって…うっとりしちゃった〜…」

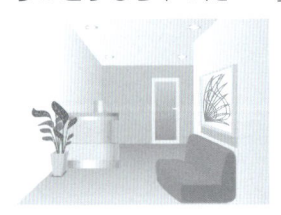

Aさんはリトグラフに注目しているので**視覚感覚**，Bさんは流れていたBGMに意識がむいているので**聴覚感覚**，Cさんはソファの座り心地にふれているので**体感覚**が優位だとわかります．このように自分の優位な感覚にフォーカスして情報をとらえています．

■ 自分の優位性を知るテスト

さて，あなたの優位な感覚はなんでしょうか？

簡単なテストをしてみましょう．30問の質問に1～10点の自己評価点数を記入するだけです．たとえば，「赤い夕陽が見える」との文章に，すぐに鮮やかにイメージができたら10点あるいは8～9点．イメージができなければ，1点あるいは2～3点といった具合です．自己評価ですのであなた自身が評価した点数を記入してください．考え込まないでリズミカルに評価していくのがコツです（表2～4）．

表2　V：視覚感覚

	文章	自己評価点数
1	赤い夕陽が見える	
2	飾られたクリスマスツリーが見える	
3	真っ赤な薔薇の花が見える	
4	1粒のイチゴが見える	
5	自分の寝室が見える	
6	スターバックスの看板が見える	
7	浜に打ち寄せられる波のうねりが見える	
8	ホワイトボードに書かれた文字が見える	
9	燃えているロウソクの炎が見える	
10	1万円札が見える	
	総合点数	

※表2～5は，NLP-JAPANラーニング・センター　テキストより引用改変．

表3　A：聴覚感覚

	文章	自己評価点数
1	母が自分の名前を呼ぶ声が聞こえる	
2	ヘリコプターの音が聞こえる	
3	ピアノの音色が聞こえる	
4	風で木々がざわめくのが聞こえる	
5	蝉の鳴き声が聞こえる	
6	車のエンジン音が聞こえる	
7	人のささやき声が聞こえる	
8	電車の中でのアナウンスが聞こえる	
9	玄関のチャイムが聞こえる	
10	携帯電話の呼び出し音が聞こえる	
	総合点数	

表4　K：体感覚

	文章	自己評価点数
1	冷たい水に手を入れたのが感じられる	
2	頭痛でズキズキするのが感じられる	
3	ブランコに乗っているのが感じられる	
4	石鹸が目に入ったのが感じられる	
5	ソファーの弾力が感じられる	
6	エアコンの風が感じられる	
7	誰かと握手をしているのが感じられる	
8	カレーを煮込んでいるにおいが感じられる	
9	太陽の温かさを肌に感じられる	
10	お味噌汁の温かさが感じられる	
	総合点数	

VAKそれぞれの点数を合計してください．点数が高い感覚があなたの優位感覚です．

　点数にほとんど差がない場合や3つの感覚が同じ点数の場合は，どの感覚にも優位性がないと考えます．2つの感覚が同じ点数であれば，残りのもうひとつの感覚と点数を比較して優位性を判断してください．

■自分の優位感覚を知って学習法に活かす

　筆者はこの〈自分の優位性を知るテスト〉では，視覚感覚が96点，聴覚感覚が32点，体感覚が78点でした．つまり，優位感覚は視覚感覚で，聴覚感覚が苦手な感覚です．

　このことから筆者はとても納得したことがあります．

　実は，筆者はリスニングがとても苦手です．話を聞いてそのとおりに話を繰り返すことも苦手です．聴覚感覚が苦手だからです．特に学生のときはその傾向が明確に成績に影響しました．

　筆者にとって，聞いて記憶するような学習方法は成果があがらない方法です．成果のあがる学習方法は「絵のように描く」方法です．聞いて実際に紙に絵を描くようにする（例：マインドマップ®など）と記憶の能率があがります．視覚感覚が優位であることを活かした学習方法といえるでしょう．

　ぜひ，自分の優位感覚にあった学習方法を活用してみてください．

　また，あえて苦手な感覚に意識を向け，工夫することも重要かもしれません．

　「なぜ，できないんだろう！」とネガティブな感情を抱きながら学習するよりも，感覚の優位性を理解して「苦手だから少しでもよくしよう！」とポジティブに考えたほうが気持ちよいのではないでしょうか．

■相手の優位感覚に合わせる

　感覚の優位性は"人の特性"であって，**人間性としての優劣を決めるものではありません**．

　では，どのような特性があるのでしょうか．**ひとを観察することでその優位性を推量することができます**．また，日常的によく使われる**言葉**にもその特性が現れるようです（表5）．

　コミュニケーションは，相手に合わせることで成果をあげることができます．相手の優位な感覚を推量しその感覚に合わせた表現をすることで理解や賛同が得られやすくなります．

COLUMN　多くの人を対象に話をする場合

　近年筆者は，講師として話をさせていただく場合には，VAK すべてを表現するように心がけています．

　「この症例からどんなことが見えてきましたか？」
　「この患者さんからどんな声が聞こえてくるでしょう？」
　「この症例から学ぶことにワクワクしませんか？」

　参加者はいろいろな VAK 優位性をもったかたがたです．どんな人にもマッチするような表現ができると，より多くの人に響くようになります．

　そして，ホームページやソーシャルメディアも同様ですので，VAK すべての感覚に対応した表現が入っているかどうか，貴院のホームページをもう一度見直すと良いかもしれません（下線部は，視覚感覚優位な表現）．

　自分が苦手とする感覚に意識を向けるだけでもいろいろな気づきが得られます．

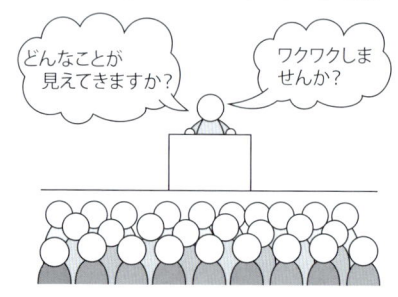

表5 優位感覚の特性（典型的なもの）

優位感覚	特性	よく使われる言語表現
視覚感覚	・映像を思い浮かべながら視覚的に話す ・映像は言葉よりも情報量が多いため，早口でテンポよく話す ・話が飛ぶことが多い ・視野を確保しようとするため視線は上方に向きがち ・外見に心が動かされる ・整理整頓が得意 ・記憶するときには絵にして覚えると覚えやすい ・周囲の音に気持ちを乱されにくい ・効果的であることが好き ・全体像を見て話したい ・言葉で出される指示を覚えにくい ・呼吸が浅い	「未来は明るい」 「話が見えない」 「見栄えがする」 「先の見通しがよい」 「〜のように見える」 「〜の見方がある」 ※ボディランゲージが多い
聴覚感覚	・目を左右によく動かす ・言葉を大切にし，理論的 ・自問自答したり独り言をよく言う ・聞いて確認したいので質問が多い ・雑音があると集中できない ・言葉で伝えられたことをそのまま容易に繰り返すことができる ・聞いて学習することが得意 ・音楽を聴いたり，電話で話すことが好き ・声の調子や言葉に反応しやすい ・胸で平らに呼吸する	「あの人とはリズムが合わない」 「色がうるさい」 「〜のように聞こえる」 ※「あぁ〜」「ええ〜」という非言語や擬音をよく使う ※耳元でささやく ※話しているときに手が耳元に位置しやすい
体感覚	・感じ取りながら話すのでテンポがゆっくり ・感触や触れ合いに関心が向く ・居心地のよさを求める ・視覚感覚の人より人に近づこうとする ・声のトーンは低めで落ち着いている ・ひとつのことをじっくりと味わうことが好き ・早口でたくさん話されると情報の処理が追いつかないことがある ・お腹での深い呼吸が観察しやすい	「〜と感じられる」 「よい感触」 「まろやかな感じ」 「おいしい話」 「場の雰囲気が重い」 「意味がつかめない」 ※話すとき，手で身体を触れる

たとえば，あなたがブティックの店員だとしましょう．そして，お客様を観察してみます．お客様の行動を観察して推量し，その優位感覚に合わせた言語表現をします（表6）.

表6　優位感覚とことばがけ

行動の観察	優位感覚の推量	かけることば
・鏡の前で商品を自分の体に当て映して見る	視覚感覚優位	「とてもよく似合っていらっしゃいます」
・タグを探し情報を読み取る（材質・生産地・メーカーなど）	聴覚感覚優位	「○○製でなかなか手に入らない貴重なものです」
・触れて肌触りを確認する	体感覚優位	「着心地がよくて手放せません」

・視覚感覚が優位な人は見ためが"似合う"かどうかに意識が向きます．
・聴覚感覚が優位な人は"情報"を得ようとします．
・体感覚が優位な人は"肌触り・着心地"を確認します．

　観察して推量した優位感覚にマッチするようなことばがけは，お客様のモチベーションを高めます．視覚感覚が優位な人に，一生懸命"説明"をしても言葉が耳に残らないかもしれません．聴覚感覚が優位な人は，十分な情報が得られなければ納得できないかもしれません．体感覚が優位な人は，似合っていても肌触りが悪いと身につけたくないと思うかもしれません．

　どうでしょうか？　優位感覚にマッチしたことばがけがモチベーションを高めることを納得できたでしょうか．

Ⅲ：歯科臨床現場での VAK システムの活かしかた

では，歯科臨床現場でどのように**観察**し，**患者さんの優位感覚を推量**する（表7）のか，そして，それをどのように**活用**するのかをみていきましょう（表8～9）．

表7　患者さんの観察⇒優位感覚の推量

観察	優位感覚の推量
・いつも身ぎれい（流行のもの・新しいものを身に着けている） ・スタッフの髪型の変化，ユニフォームの変化に気づく ・審美的治療に関心が高い	視覚感覚
・質問が多い ・事前にリサーチしている（ホームページ・口コミなど） ・BGM・機器の音に敏感	聴覚感覚
・痛み・苦痛・においに敏感 ・ユニットの座り心地・ヘッドの安定感が気になる ・感触（舌感・味）に敏感	体感覚

表8 優位感覚にマッチしたプラークコントロール指導方法

優位感覚	マッチした指導方法
視覚感覚	・染色をして染まったプラークを見せる ・歯ブラシ，歯間ブラシを使ってプラークが付着しているのを見せる ・エキスプローラーなどを用いてプラークを剝がし取り見せる ・使用した清掃用具をコップの中の水で洗い，水の濁りを見せる ・プラークコントロール前後の症例写真を見せる ・顎模型に清掃用具を使用してその方法を見せる
聴覚感覚	・プラークの形成過程，その影響などを話す（細菌の集落であり，エキスプローラーの先端についているプラークはどのくらいの細菌数かなどについて話す） ・清掃用具の効果について話す ・清掃用具を使いながらその擬声語を使う（シャカシャカ・シュッシュなど） ・プラークコントロールができている状態，できていない状態の詳細を情報として言語で表現する ・プラークコントロールができるとどのような望ましい状態になるのかを言語で表現する
体感覚	・プラークが付着している歯面，コントロールできた歯面を舌感で体感してもらう（ネバネバ・ツルツルした感じなど） ・歯ブラシや歯間ブラシを使用したあと，そのにおいを感じてもらう ・清掃用具を使用しているときの体感を確認する（歯間ブラシが歯と歯の間に入っていくときの少し歯が圧迫されるような感じ……など） ・コントロール後の清潔感，爽快感を実感してもらう ・舌，口唇，頰粘膜の感触を実感してもらう

表9　優位感覚にマッチしたインプラント治療の説明・表現

優位な感覚	マッチした説明・表現
視覚感覚	・インプラントの模型・画像などを見せる ・術前術後の比較写真・画像などを見せる ・他の治療法との比較写真・画像・映像などを見せる ・インプラントが埋入されたX線写真・映像などを見せる ・グローバルスタンダードを視覚的に判断できるパンフレットを見せる ・セルフケアとメインテナンスによって良好な予後が維持できることを視覚的に訴える（経過写真・映像を見せる）
聴覚感覚	・インプラントとは何かについて説明する ・インプラント治療のメリット＆デメリットについて説明する ・治療に関するデータを用いて解説する ・体験者の経験談を話す ・セルフケアとメインテナンスの重要性について説明する ・メインテナンスの必要性についてデータを用いて解説する
体感覚	・インプラントと天然歯，義歯などの感触について感覚的な言語を用いて表現する（天然歯と同様にしっかり噛むことができるなど） ・手術や処置の痛み・不快感への対応について安心感を与える ・舌で触れた感触や噛んだ感触について異物感がないことを伝える ・インプラントによって食物の味や食感が変わらないことを伝える ・セルフケアが重要であるが難しいことではないことを伝える ・メインテナンスによって気持ちよく維持できることを伝える

大切なことは，自分の優位感覚を知り，患者さんの優位感覚を推量して，患者さんの優位感覚にマッチさせた対応をすることです．自分の苦手な感覚には意識が向きにくく，患者さんの優位感覚との相違がある場合には理解が得られにくく，行動の変化も期待できないでしょう．
　もし，患者さんの優位な感覚が推量できない場合は，質問するとよいでしょう．

効果的な質問と返答からの推量〈例1：歯の手入れ〉

■歯の手入れに関して気にとめていらっしゃることは何ですか？
　「食べたものが歯に付いていたらみっともないので」
　「きれいにしておきたいから」
　＝視覚感覚優位

　「むし歯や歯周病になると聞いたので」
　「母から歯の大切さを聞かされてきたので」
　＝聴覚感覚優位

　「気持ち悪いので」
　「口臭が気になるので」
　＝体感覚優位

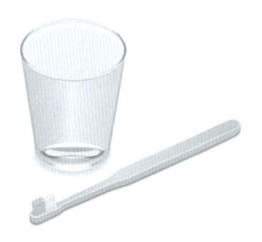

あるいは，患者さんの優位な感覚が推量できない場合は，VAKすべての表現を試みるとよいでしょう．

すでにお気づきのように，自分の優位な感覚だけで対応するのではなく，特に意識が向きにくい自分の苦手な感覚にも意識を向けて表現すると成果があがるかもしれません．

効果的な質問と返答からの推量〈例2：インプラント治療〉

■インプラント治療に関してどのようなことが気になりますか？
（※多くの患者さんが気になるのは治療費でしょうから，治療費についての返答は割愛します．その次からの返答を参考にします）

　　「見た目はどうなのかしら？」
　　「前歯がきれいになりますか？」
　　＝視覚感覚優位

　　「世間ではいろいろ情報があり賛否両論のようですね」
　　「失敗する原因についていろいろ聴かせてください」
　　＝聴覚感覚優位

　　「痛みは強いですか？」
　　「うまく噛めるようになるのはいつごろからですか？」
　　＝体感覚優位

第3章

信頼関係の築きかた

「あの人は信頼できるから大丈夫」そう言って，人を紹介されることがあります．

そのように紹介されると，"絶対にあなたを裏切らないよい人"という印象を受けて安心します．

逆に，「あの人は信頼できない」そう言われると，自分にとっても何か不利になるような出来事が降りかかってくるような不安をもってしまいます．

もし，あなたが"信頼のおける人"として，人に紹介されたらどんなに嬉しいでしょう．

相手との間に信頼関係が構築されてコミュニケーションが成立します．
信頼関係の構築に必要なステップをご紹介しましょう．

Ⅰ：聴き上手になる

信頼関係を構築するには，まず聴き上手になること．自分が話すよりも相手の話を聴くことが信頼関係を構築するうえで重要です．

そのテクニックには**ミラーリング**，**ペーシング**，**バックトラッキング**，**傾聴**などがあります．

■ミラーリング＆ペーシング

脳の下前頭回と上前頭葉にあるミラーニューロン（鏡のような神経）の働きが注目されています．私たちは"表情"や"声の調子"から相手の"感情や思考"がわかることがあります．それは，脳の中で「鏡のような神経＝ミラー・ニューロン」が働き，相手がどのような感情や思考で話しているのかを，まるで自分も

追体験しているかのように働いているからではないかと，仮説がたてられています．

このことから，相手と同じような姿勢や身振りを表現することで相手に安心感や親しみを感じてもらうことができるようです．

相手が身を乗り出して話すときは，自分も身を乗り出して話を聞く．相手がソファにゆったりと腰掛けてリラックスしているようなら，自分も同様にする．相手が手をよく動かすようなら，自分も動かしてみる．相手が足を組むなら……．

ただし，わざとらしい"真似"にならないように気をつける必要があります．さりげなく，少し間をおいて，相手に気づかれないようにミラーリングすることが大切です．

同様に，ペーシングとは相手のペースに合わせること．話すスピードや声の大小，高低，テンションなどを相手に合わせることです．同調させることによって，相手は親近感を抱くようになります．

たとえば，相手が興奮して感情を高ぶらせて何かを訴えているときに，こちらが冷静に落ち着いて対応するのは，かえって相手の感情を助長させることがあります．相手の感情を汲み取り，同じようなテンションで会話をすると，相手は感情を落ち着かせることができます．

■バックトラッキング

バックトラッキングは，"オウム返し"です．相手の話を聞きながら，合いの手を入れるように返します．バックトラッキングによって，相手は親身になって自分の話を聞いてもらい，受け入れてもらっているという満足感を得ることができます．

バックトラッキングには，"感情のバックトラッキング"，"事実のバックトラッキング"，"長い話を要約して返す"と，3つの方法があります．例をあげてみましょう．

■ バックトラッキングの 3 つの方法

歯科衛生士「この前の日曜日にインプラントの学会があったので参加したんだ．東京駅に直結したビルの会場だったんだけど，とってもきれいな新しいホールでね．すごくたくさんの人がいてびっくりしたよ．A さんにも B さんにも会ったよ．みんな勉強熱心だよね．5 人の講師の先生による発表だったんだけれど，C 先生の新しいコンピュータシステムを用いたインプラント治療が素晴らしかったし興味をもったわ．インプラント埋入のポジションや方向性が確実になるから，安全性が高いとのことだったわ」

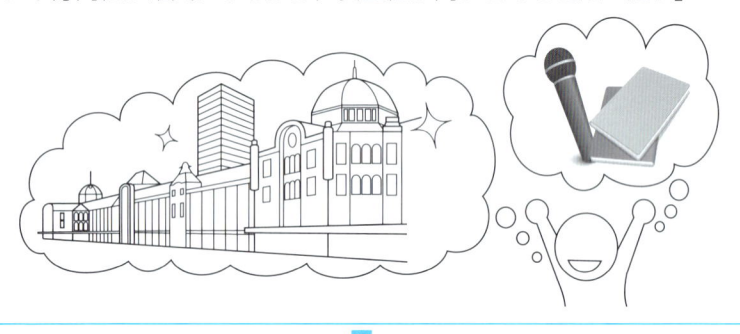

"感情のバックトラッキング"
　「…きれいだったのね．…びっくりしたのね．…素晴らしかったのね…」

"事実のバックトラッキング"
　「…インプラントの学会？…逢ったのね．…C 先生？…コンピュータシステム？…確実になるのね…」

"要約して返す"
　「インプラントの学会に参加して，会場で A さん B さんにも会ったのね．…C 先生のコンピュータシステムは埋入ポジションや方向性が安全性を高めるのね」

バックトラッキングの効果は，"相手に受け入れてもらえている"という満足感が高まることです．それによってどんどん話が弾むようになります．逆に，バックトラッキングがないと，"相手は興味がない"と感じてしまい，話すことが辛くなってきます．

■ 傾聴

「聴」の漢字を分解すると，「耳」「十」「四」「心」になります．いろいろな解釈がありますが，"十四の心の耳"と考え，筆者自身は表1のようにとらえています．

相手のネガティブな感情が入ったことばであっても理解する姿勢をもって聴こうとします．

ただ耳を傾けるだけではなく，真摯に心を傾け，相手に共感しながら聴く姿勢をもち，感情を共有する想いで聴くことが"傾聴"です．

表1 傾聴で大切な14の「聴く」

1 「尊重する」心で聴く：相手を尊重し，興味をもって聴く
2 「新鮮な」心で聴く：たとえ同じ話であったとしても，新しい気づきがあるかもしれないと新鮮な気持ちで聴く
3 「受け止める」心で聴く：自分以外の世界観を受け止める気持ちで聴く
4 「楽しい」心で聴く：楽しさを分けていただく気持ちで聴く
5 「嬉しい」心で聴く：嬉しさを共有できる気持ちで聴く
6 「面白い」心で聴く：面白さを共感できる気持ちで聴く
7 「知る」心で聴く：相手を知る気持ちで聴く
8 「感動する」心で聴く：感動を共有できる気持ちで聴く
9 「悲しい」心を聴く：悲しみに共感できる気持ちで聴く
10 「苦しい」心を聴く：苦しみを共感できる気持ちで聴く
11 「愛しい」心で聴く：愛しさを感じる気持ちで聴く
12 「いたわる」心で聴く：いたわる気持ちで聴く
13 「怒る」心を聴く：怒りを理解する気持ちで聴く
14 「感謝する」心で聴く：話を聞かせていただくことに感謝の気持ちで聴く

COLUMN 信頼関係を築きやすい会話ポジション

　信頼関係を築きやすい会話ポジションは，前方正面から45°の角度です．真正面は威圧感を感じることがあり，真横（90°）は，意識が希薄になる場合があります．治療内容の説明や，セルフケアのアドバイスをする場合には正面から45°の角度が適切です．聴力の強弱によっては，左右どちらかの側に付くと良いか確認が必要な場合もあります．

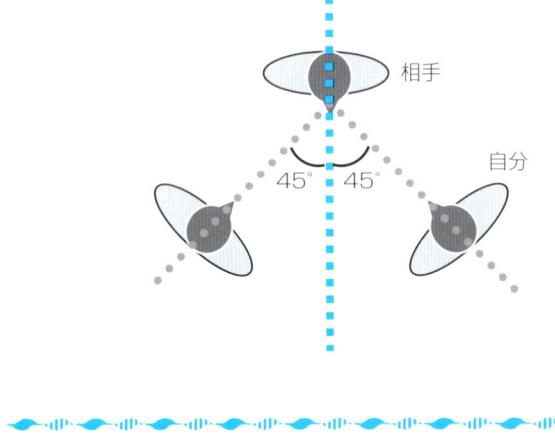

相手
45°　45°
自分

COLUMN ラ・ポールの誤解

　ラ・ポールは，"信頼関係が相互に構築された状態"であり，「信頼の架け橋を掛ける」と表現されます．このため信頼してもらえるような立派な自分を見せようと，権力を誇示する人にときどき出会います．しかし，それは誤解です．ラ・ポールを築くのに権力は必要がありません．

　お互いに信じることができる関係性，相手のために役に立ちたいという思いを抱くことができる関係性がラ・ポールの真髄でしょう．

第 4 章

自己重要感を満たすコミュニケーション

Ⅰ：誰もが根源的に求めるもの

あなたは，この1週間に誰かにほめられたことがありましたか？
あるいは，誰かをほめたことがありましたか？
家族に，あるいは同僚に「ありがとう」と言いましたか？
あるいは，「ありがとう」と言われましたか？
「あなたは，とっても大事な人．あなたに出会えて幸せよ」と言われたらどんなに嬉しいでしょう．

ひとは，誰もが"自分は存在価値がある"と，根源的に思っています．
そして，自分の存在価値をひとにも認めてもらいたいとする願望をもっています．
このことは**根源的**であり，誰もが意識せずにもっているものです．**この"自分の存在価値"を"自己重要感"と表現します．**

この自己重要感は，満たされていなければなりません．つまり，自分の存在価値を自分自身みずからも，そして他者からも認められていなければならないものです．

自分自身の自己重要感が満たされていなければ，他人の自己重要感を満たすことはできません．自分の存在価値を認められていないと思う人が，他人の存在価値を認める精神的な余裕をもつことは困難でしょう．

非常に残念なことに，いつの時代にもさまざまな犯罪が起きていますが，多くの場合，その犯罪の根源には"自己重要感の渇望"があります．「誰も自分の存在を認めてくれなかった」「誰も自分を大事にしてくれなかった」…そのような

望んでも得られなかった渇望感が他者に向かったときに犯罪が起きます．

そして，その渇望感が自分に向ったときには自分の存在を消そうとし，ときには自ら命を断とうとします．自己重要感の渇望は，このような深刻な問題へと波及していくのです．

犯罪や自殺に至るような大きな渇望ではなくとも，日常にはその小さな渇望がたくさんあります．

・家族の食事を一生懸命作っているのに，誰も感謝してくれない．
・みんなが快適に仕事をできるように，こまめに掃除をしているのにすぐに汚されてしまう．誰のおかげできれいになっていると思ってるの….
・スタッフの負担を考えて引き受けた仕事なのに，当然だという顔をされた．私だってやりたくない仕事なのに．
・疲れて帰ってきたら，家のなかは散らかっていて片づけから始めなきゃいけない．誰も私のことをいたわってはくれない．
・俺が働いているから生活ができるんだぞ！　わかっているのか！

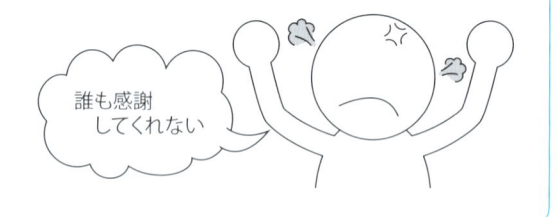

誰も感謝
してくれない

これらは，日常の些細なことかもしれませんが，自己重要感の渇望です．

このことから，筆者は"誰もが他人の自己重要感を満たす義務がある"と考えるようになりました．自分が満たしてもらうのではなく，他人の自己重要感を満たすこと．

"相手を尊重し，相手の世界観を受け入れる"このことは，NLPの基本的なとらえかたです．

Ⅱ：ひとの自己重要感を満たす

どうすれば"自己重要感を満たすことができるか"を考えてみましょう．それは，決して難しいことではありません．

"ほめる""認める""ねぎらう"この3つです．この**3つを言葉で表現することが大切**です．日本には，"以心伝心""あうんの呼吸"ということばがありますが，黙っていては伝わりません．きちんと言葉にすることが大事です．歯科の現場での具体例をあげていきましょう．

■患者さんのプラークコントロールができていない

まず，来院してくださった．その労をねぎらいます．

「雨の中，お足元が悪いのに来てくださってありがとうございます」

そして，どこかきれいにコントロールができているところはないか探し，そこをほめます．できていないことを知らせるのはそのあとにします．

■無断キャンセルをする

「ご連絡がなかったので，心配しました」と声をかけます．

「患者さんの貴重な時間をいただきますので準備を整え，お待ちしています」と伝える．

■スタッフが遅刻をした

「遅刻するようなことがあったんだね．自分でもハラハラしたでしょう？」と声をかける．平気で遅刻するような人ではないという前提で話をする．

■相手を認める

　相手に非があるのに，どうしてその相手の自己重要感を満たさなくてはならないのかと思う人もいるかもしれません．大事なことは，"相手を認める"こと．**"非（失敗）は，存在せず，そこにフィードバックが必要なだけ"** と，NLPでは考えます．ひとは，自分を認めてくれる（自己重要感を満たしてくれる）人の影響を受けます．つまり，自分を認めてくれる人に意識が向くのです．自分を認めてくれない人には意識を向けることができません．

　相手の根源的な欲求を満たすことで，その関係性は好転していくでしょう．

> **COLUMN　問題を探そうとするのが私たちの使命!?**
>
> 　カリエスがないか，炎症がないか……多くの医療者は，まず患者さんの問題が何かを探そうとしてしまいます．そのために，"悪いこと"に意識が向きがちになり，"よいこと"には意識が向かなくなる．そのような思考パターンが形成されていることが多いかもしれません．
>
> 　医療者としては，悪いところを探し，起きるかもしれない問題を察して予防することが重要ですが，"よいところ"に意識を向けることも重要です．
>
> 　特にコミュニケーションにおいては，自分のよいところや他人のよいところに意識を向け，素直にその気持ちを表すこと．
>
> 　「素敵ですね」「お陰様で助かります」「ありがとうございます」「嬉しいです」
>
> 　そんな言葉をたくさん発するようになると，あなたの周囲は好転していくでしょう．

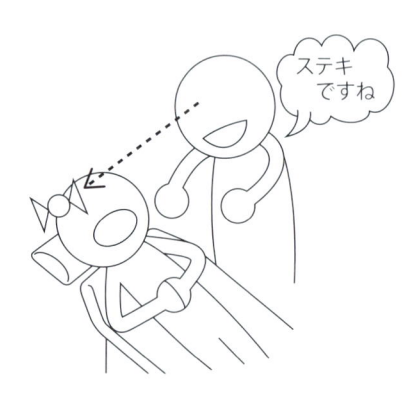

Ⅲ：フィードバック

NLPでは，成し遂げようとすることがうまくいかなかった場合に，それを**失敗だとは考えません．"フィードバックが足りないだけ"** と考えます．

"フィードバック"の語源のひとつは，軍事用語です．「砲弾の着弾点が目標からどのくらい外れているのかを射手に伝える」という意味があります．目標達成のための"サポート"として"パフォーマンスの向上"を目的としたものです．

たとえば，「スタッフの仕事の能率が悪い」「モチベーションが上がらない」「積極性がない」などの問題にはフィードバックの欠乏であると考えます．

つまり，フィードバックとは過去の行動の情報やデータを参考にして，その人の行動を"目標を達成させるために必要な行動"に変化させるための"気づき"を与え，支えるものです．"サポート"ですので，目標設定を見定めたうえで相手に寄り添うことが必要です．上質なフィードバックは，相手に気づきを与え，目標達成に向かう行動が促進されます．逆に，目標達成に向かう意欲を萎えさせるようなフィードバックならば，ない方がよいでしょう．

では，どのようなタイミングでどのようなフィードバックが効果を発揮するでしょうか．その要点をあげてみましょう．

1. 目標をもった時点
    → "目標"が確実に定められているかどうか，"現時点"でのリソース（資源）や環境を認識しているかどうかを確認します．
2. 目標に向かって進んでいるとき
    →うまくいっていることを伝えると行動が促進されます．
3. 行動に微妙な変化がみられるとき
    →迷いが生じている可能性があります．目標達成をさりげなく確認する必要があるかもしれません．
4. 以前と違った行動をしているとき
    →それが良い方向に向かっている場合は後押しし，後退しているようであればすぐに気づきを与えます．

5. 行動が止まっていると感じられたとき
　　　→自分では身動きができないとき，頭では理解しているつもりでも行動のきっかけがつかめないことがあります．そのきっかけになるヒントを提供できるかもしれません．
6. フィードバックを求められたとき
　　　→本人が目標達成に対しての行動を見直さなくてはならないかもしれないという"課題認識"をもっている証拠です．いつでもフィードバックができるように準備しておくことが必要でしょう．

> **COLUMN** "You & I メッセージ"
>
> 「あなたは間違っている」という指摘は，相手に気づきを与えることができない場合があります．気づきがなければ行動を変化させようとしないものです．"気づき"を与えるような効果的な"You & I メッセージ"をご紹介しましょう．このメッセージはひととの関係性をより向上させていくこともできます．
>
> ■ "You メッセージ"とは，相手がとっている行動や状態を伝えるメッセージです．できるだけ客観的な事実を鏡のように返すことで，相手が無意識にとっている行動に気づかせることができます．
> 　　「あなたは落ちているゴミを拾いました」
> 　　「あなたは毎日5分遅刻しています」
> 　　「あなたは患者さんが目をつむっているときに話しかけています」
>
> ■ "I メッセージ"とは，私を主語にして主観的な事実を伝えるメッセージです．相手が周囲に及ぼしている影響に気づく機会になります．
> 　　「私はあなたの声を聞くと楽しくなります」
> 　　「私はあなたと打ち合わせをするとイライラします」
> 　　「私はあなたのことばに悲しくなりました」
>
> "I"で伝えるべき個人の主観的なメッセージを"We"と，表現してしまうようなことがないように気をつけたいものです．

COLUMN　"教える"と"気づかせる"の違い

　知っている人が，知らない人に教える——たとえば，数学で計算の仕方を教えるといった"教えること"と，気づいていない人に"気づかせること"とは大きな違いがあります．教えられても，気づかなければ意識することができないのです．

　わかっている人は，「何度教えたらわかるの⁉」と，わからない人に対してイライラした感情を抱きます．しかし，そこに気づきがなければわからないのです．気づきがあってはじめて理解します．

　何度指導してもセルフケアコントロールができない人は，セルフケアができていないことに気づいていないのかもしれません．あるいは，その必要性に気づいていないのかもしれません．

　何度注意しても在庫管理ができないのは，在庫管理の重要性，あるいは在庫管理の要領に気づいていないのかもしれません．

　"教える"のは簡単ですが，"気づかせる"のは簡単ではありません．

　"気づかせる"には，相手の自己重要感を満たし"気づいてもらう"謙虚さを持つことが大切です．

　<u>謙虚さが必要なのは，私が相手に気づいてほしい気づいてほしいと懇願しているからです．</u>

　＜例＞
　歯科衛生士のAさんは，仕事への意欲がなく面白くなさそうです．歯科医師から指示をだされた必要最低限のことだけをしていればよいと思っているようで，特に患者さんが不安や不満を訴えた場合などの予期しないことに対して臨機応変な行動をとることが苦手です．「そんなことは自分のせいではない」と思ってしまい，気のきいた態度をとることができません．先輩からは何度も「もっと気をきかせて！」と言われるのですが，「気をきかせるってどんなふうに？」と，その具体的な方法がわかりません．「自分はこの仕事に向いていないのかもしれない」と離職することさえ頭に浮かぶようになりました．

　そんなとき，先輩からこんな話を聞きました．
　「私も仕事をはじめた頃は，よく"気がきかない"って言われてね．どうすれば"気

がきく"のかわからなくて，落ち込んだものよ．もう仕事を辞めようかとも思ったわよ．でも…あるとき，男性の患者さんの口唇がカサカサしていてね．"もし，私だったらこんなとき口を開けるのはつらいなぁ"と思って，治療の前にリップクリームを塗って軽くマッサージしてあげたの．そうしたら，患者さんから"今日は気のきいたことをしていただいてありがとう."って言われたの．嬉しかったわ．そのとき，これが"気をきかせる"ってことなんだ…とわかったのよ．もちろん，今でもその患者さんのメインテナンスを担当しているわ」

　Aさんは先輩の話を聞き，「もし，自分だったら……」と，相手に自分を置き換えて考えると，どう行動をすればいいのかがわかることに気づきました．

　その後Aさんは，患者さんから不満や不安を訴えられたときには，患者さんの立場に自分を置いて考えることによって，その不満や不安を解消できるような対応をすることができるようになりました．そして，仕事にもやりがいを感じるようになり，意欲的に仕事を楽しめるようになったのです．

　「気をきかせなさい」と教えるよりも，自分の体験を話すことで"気づき"を得てもらうほうが"学び"になります．その気づきから得た学びこそが，いろいろに応用することができるのではないでしょうか．

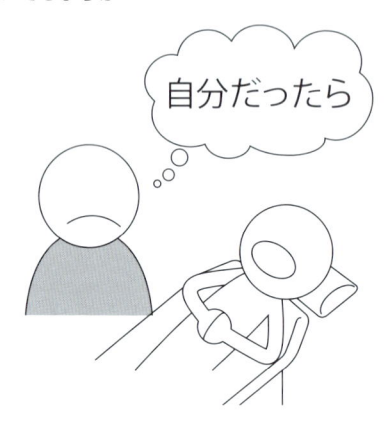

第5章

ものごとのとらえかたを変える "リフレーミング"

■ リフレーミングの事例

　ある日の夕方のこと．明日の来院予定の患者さんが補綴修復物をセットする予定であることに気づいた歯科衛生士のAさんとBさんは，技工所から届いているはずの補綴物を探しましたが見つかりません．技工所に連絡をしましたがあいにくその日は休業です．そのことを担当の歯科医師C先生に報告すると，「それは困るじゃないか！！！　君たちに任せているんだから何とかしなさい」と，叱られました．

　その帰り道，Aさんは，「だって，技工所が悪いんだからしかたないじゃないですか．私たちのせいじゃないですよ．なんで怒られなきゃいけないんですか…」と，プリプリしています．

　そしてBさんは，「もっと早く確認しておけばよかったね．今度から2日前には確認しておきましょう」と，穏やかな顔をしています．

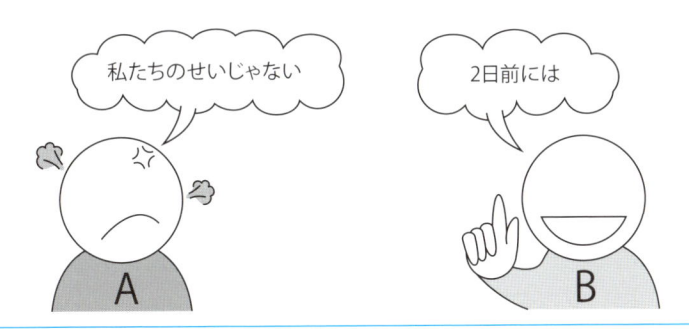

> 私たちのせいじゃない　　　　2日前には
>
> A　　　　B

　みなさんは，AさんとBさんのどちらに共感しますか？
　Bさんの対応のほうが，この失敗から学びを得てプラスに変えていくことがで

きると思いますね．

　同じ失敗であっても，そのとらえかたを変えることで結果が違ってきます．

　この物事のみかた，とらえかたを"**フレーム**"といい，フレームを変えることを"**リフレーミング**"といいます．

　"叱られた"ことに対して，「嫌だな」と思うのも，「これを活かして失敗しない方法を見つけよう」ととらえるのもその人しだいです．つまり，考えかたしだいで感情や行動が変わります．

　ネガティブな経験・体験をリフレーミングすることで嫌な感情をもたずに，他の方法を考えることができるようになる．素晴らしいと思いませんか？

　また，ここで大事なことは，BさんがAさんを否定していないことです．相手を否定しないで，新たなとらえかたを提示することで，Aさんに気づきを与えることができています．

　リフレーミングを"状況"と"内容"から考えてみるとわかりやすいでしょう．

Ⅰ："状況"のリフレーミング

　ネガティブなことばが表す状況に対して，その状況がプラスになるのは，どのような状況かを考え"状況"をリフレーミングします．

　どのようにネガティブな行動であっても，その行動の価値を活かせる状況があるものです．ある状況ではまったく価値がないことであっても，別の状況では価値がある場合があるのです．

　たとえば，「Aさんは細かい人です」ということばの状況を考えると，根を詰める"データ管理"などの状況においては"細かい"ことが価値になります．リフレーミングすると，「Aさんはデータ管理が得意でしょうね」と，その状況に価値を見出すことができます．

> ・「おしゃべりなのです」⇒「会話が盛り上がりますね」
> ・「やる気がないのです」⇒「充電中なのですね」
> ・「飽きっぽいのです」⇒「つぎつぎと新しいことにチャレンジできますね」

Ⅱ："内容"のリフレーミング

　内容や意味を変えるリフレーミングは，他にどのような意味があるかという観点で捉えます．前述の「細かいのです」という内容に対して，他に価値のある意味を見出そうとすると「慎重なのですね」とリフレーミングすることができます．

> ・「頑固です」⇒「芯がとおっているのですね」
> ・「優柔不断です」⇒「柔軟性が高いのですね」
> ・「浮気っぽいのです」⇒「人気者なのですね」

　どうでしょうか？　肯定的な側面に気づきますね．ネガティブなことを価値のあることに変換することで，結果が違ってきます．ひとが短所だと思うようなこともリフレーミングすると長所になります．

　ひととのコミュニケーションにおいて，**相手を否定せずに相手の世界観を受け入れ，リフレーミングすることで価値ある影響を相手に与える**ことができます．

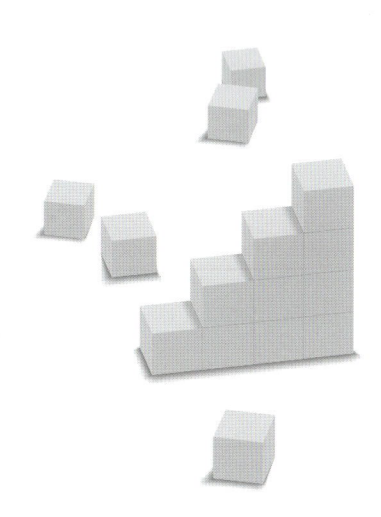

> **COLUMN** 良き人生のためのリフレーミング

著者自身，過去を振り返ると，穴があったら入りたいほどの恥ずかしい経験や，怒りの感情をコントロールできないほど憤慨したこともありました．消してしまいたいほどの辛いこともありましたし，今思い出しても涙が出るような哀しいこともありました．それでも前向きに明日を期待できるのは，自己対話によるリフレーミングを行なっているからです．

あのときの，あの辛い経験があったから今がある．そう考えれば，ネガティブな体験にも価値があったのだと納得できます．

人生は，そうやってリフレーミングを繰り返しながら積み重ねていくものかもしれません．

リフレーミングの質を高めるには，歴史上の人物や成功したと評価されている人物の教えを参考にするとよいでしょう．そして，家族や友人，知人など身近な人物にも素晴らしい教えを授けてくれる人がいるでしょう．リフレーミングに必要な教えはたくさんあります．

■その1

"フリーランス歯科衛生士"と歯科医療専門誌の執筆者の肩書きとして記載したのが27歳のときです．その2年ほど前からフリーランス体制で勤務を始めましたが周囲の反応は冷ややかでした．

24歳のとき，ロサンゼルスで出会ったフリーランスの歯科衛生士たちの仕事に対する姿勢に感銘を受け，歯科衛生士としてプロフェッショナルとして認められる仕事をしたいと強く願い，やがて日本でもこのようなスタイルが定着するだろうと予想して踏み切ったスタイルでした．アルバイトやパート勤務とどう違うのか？　といった率直な質問をされるだけではなく，「生意気だ」とか，「何様だと思ってるんだ」と罵倒されたり，影で活動を邪魔されるようなこともありました．しかし，認めてもらうようになるまでは時間が必要だと考えたのです．思い返せば，幼少の頃から"グズでのろまで要領の悪い子"と家族にレッテルを張られていた筆者は，"私が何かを成し遂げるのにはひとの何倍もの時間が必要"だということを知っていました．そして，フリーランス歯科衛生士としてそのポジションを確立できるとしてもそれは遠い将来だと思ったのです．

今から考えると，"時間が解決してくれる問題"だとリフレーミングしたのでしょう．
　ときを経て，現在では"フリーランス歯科衛生士"という勤務スタイルが定着し，プロフェッショナルとして認めてもらえるような仕事をしたいという意志も理解されるようになりました．30年近い年月を振り返り，あのときのつらい経験があったので"フリーランス歯科衛生士の先駆者の1人"として名乗ることができるようになったのだと思います．

■その2

　フリーランス歯科衛生士として仕事をしている立場から，稼働率の高い仕事をすることも能力のひとつだと考えています．メインテナンスの時間もひとり30分の時間枠で予約を取ります．以前，後輩の歯科衛生士から「30分ではメインテナンスはできない」と言われたことがありました．ここで「30分ある」と考えるか，「30分しかない」と考えるかの違いがあります．「30分のなかで効率よく仕事をしよう」と考えるのか，「30分しかないので十分なことができない」と考えるか，あなたはどう思いますか．
　経営者として稼働率を優先したい考えと，スタッフとしてゆっくり患者さんと向き合いたいという考えの相違が平行線をたどることもあります．このようなときこそ，リフレーミングが必要です．

■その3

　私が今までの人生のなかでつまずいたとき，何度もリフレーミングによって救われました．そのときに大きな力となった言葉は，マザーテレサが感銘を受けた言葉としてある孤児の家の壁に書いたといわれている"逆説の十カ条"ケント・M・キースの言葉でした．ここにご紹介しておきましょう（次ページ）．

＜逆説の十カ条＞
1. 人は不合理で，わからず屋で，わがままな存在だ．
   それでもなお，人を愛しなさい．
2. 何か良いことをすれば，隠された利己的な動機があるはずだと人に責められるだろう．
   それでもなお，良いことをしなさい．
3. 成功すれば，うその友だちと本物の敵を得ることになる．
   それでもなお，成功しなさい．
4. 今日の善行は明日になれば忘れられてしまうだろう．
   それでもなお，良いことをしなさい．
5. 正直で率直なあり方はあなたを無防備にするだろう．
   それでもなお，正直で率直なあなたでいなさい．
6. もっとも大きな考えをもったもっとも大きな男女は，もっとも小さな心をもったもっとも小さな男女によって撃ち落とされるかもしれない．
   それでもなお，大きな考えをもちなさい．
7. 人は弱者をひいきにはするが，勝者のあとにしかついていかない．
   それでもなお，弱者のために戦いなさい．
8. 何年もかけて築いたものが一夜にして崩れ去るかもしれない．
   それでもなお，築きあげなさい．
9. 人が本当に助けを必要としていても，実際に助けの手を差し伸べると攻撃されるかもしれない．
   それでもなお，人を助けなさい．
10. 世界のために最善を尽くしても，その見返りにひどい仕打ちを受けるかもしれない．
    それでもなお，世界のために最善を尽くしなさい．

(出典　ケント・M・キース　著，大内博　訳：それでもなお，人を愛しなさい．早川書房，2010.)

第6章

ことばと潜在意識（無意識）

Ⅰ："潜在意識"を知る

　意識の分野は"顕在意識"と表現され，無意識の分野を"潜在意識"と表現します（図1）．

　たとえば，かけ算の九九を覚えようと意識しているときは顕在意識．マーケットで買い物をしようと計算するときには，潜在意識として九九が働きます．

　初めて通された部屋に椅子があると，椅子に座ります．それは，椅子が座るためのものであることを知っているからです．つまり，潜在意識に「椅子＝座るためのもの」という認識があるからです．でも，椅子がない文化の国だったら，椅

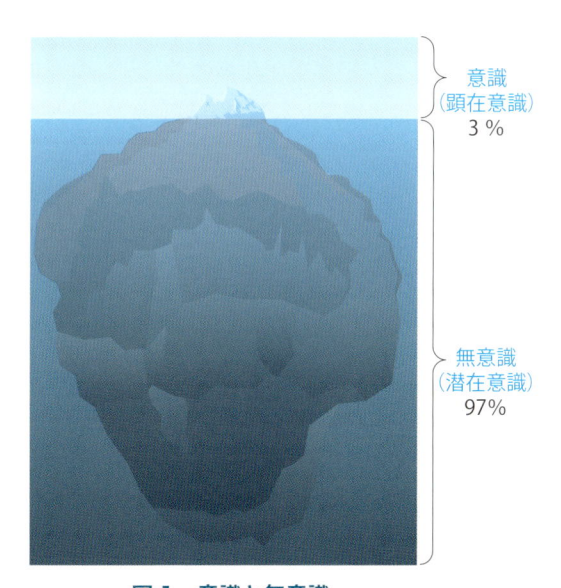

図1　意識と無意識
水面に出ている「意識（顕在意識）」は"氷山の一角"

意識（顕在意識）3％
無意識（潜在意識）97％

子を見て座ろうとしないかもしれません．壁に取り付けるかもしれないし，リュックのように背負うかもしれません．

このように，潜在意識は経験や体験，認識など無意識にあるもの（こと）です．NLPでは，行動や思考はこの潜在意識が97％を占めるととらえています．つまり，人は"無意識で行動したり思考したりしているのが97％"ということです．
"行動や思考は潜在意識に支配されている"と言い換えることができるでしょう．

筆者の友人Kさんは，「たくさんの人前で話すことができない」と言います．実際に彼女は，プレゼンテーションの場面で声が震え，顔は真っ赤になり，額に汗をびっしょりかいていました．頭が真っ白になり何を話しているのか全くわからなくなったと言っていました．彼女には，小学校3年生のとき，授業参観で自分の作文を読みあげ，読み間違いをして，たくさんの父兄やクラスの人たちに笑われた経験があるそうです．その経験が潜在意識となり，その後20年以上経っても「また，失敗して笑われたら嫌だ」という意識をもっているのかもしれません．

また，友人Nさんは，40歳になった今も多忙な仕事の合間をぬって，トライアスロンや雪山でのレースに参加して楽しんでいます．幼稚園児の頃から"かけっこで1位"だったことから，「自分は必ずレースに勝つ」と信じていると言います．彼は，その経験から"仕事"というレースにおいても"勝つ"ことに意識を向け，業界でのナンバー1を目指し，邁進し続けています．

このように，ひとは経験・体験したことを記憶し，記憶したことを思い出して（自己対話）考えたり行動したりします．
「経験してみなきゃわからない」とは，よく言われることですが，経験・体験したことしか記憶に残らないと言われています．そして，この記憶は無意識にス

トックされます．そして，その無意識にある記憶が思考や行動に作用します．
　つまり，**思考や行動には潜在意識にある記憶が作用しているのです**．

　このことから，**どのようなことを経験・体験するかが**"**人生の鍵**"だと言えるでしょう．

Ⅱ："ことば"と潜在意識

　"ことば"も記憶され，潜在意識として積み重ねられます．
　幼いときに家族からかけられたことばを，成人してから思い出すことは誰にも経験があることでしょう．そのことばがポジティブであれば励まされますし，ネガティブであれば自信を失くします．

　筆者自身，幼少期に母からかけられた「あんたにできるはずがない」というネガティブなことばにずいぶん長い間苦しみました．成人してからも，何か新しいことに取り組もうとするときに必ずこのことばが思い出され，「私にはできない」と弱気になり，行動に移すことができなくなりました．勇気をふりしぼって取り組み始めても，ひとつの壁にぶつかると，「やっぱり私には無理なんだ」そう諦めてしまいました．母には悪気のないことばがけだったかもしれませんし，本気でそう思っていたわけではないかもしれません．しかし，そのことばは筆者の潜在意識のなかで消えることはありませんでした．
　NLPを学び，潜在意識が思考や行動に影響することや，ネガティブな潜在意識をコントロールする方法を学び，今ではその体験を糧にして「ひとの数倍努力すればできるようになる」とリフレーミングすることができるようになりました．
　この体験をつうじて，"ことばがけ"が人に及ぼす影響の大きさを実感することができたことも，筆者の人生には必要な体験だったといえるのかもしれません．
　なにげないひとことにも慎重に，明るくポジティブなことばをかけるよう常に心がけていきたいものです．

> **COLUMN** 子育てのなかで注意したいことばがけ

筆者は，4歳違いの3人の子どもを育てながら仕事を続けてきました．

働く母親にとって仕事や子育てなどのさまざまな両立は，ときとして心の余裕を失います．子どもの心理状態を気にかけながら仕事を続けることに胸が痛むこともありました．

そして，子どもにかけることばの重要性を学べたことも母親として貴重な体験です．

お留守番していた子どもを抱き締めて，「ごめんね．寂しい想いをさせてごめんね」と，声をかけたとすると，"**ごめんね**" "**寂しい**" が潜在意識に取り込まれます．「お利口だったね．お留守番ができたね．ありがとう」と，声をかけるとどうでしょう．"**お利口**" "**できた**" "**ありがとう**" が潜在意識に取り込まれます．

どちらの声がけが子どもにとって有益に働くか，明らかですね．親としての気持ちは変わらなくとも，その言語表現で子どもの受け取りかたがまったく違ってきます．

> **COLUMN** ポジティブな言語を用いた効果的な子どもへのことばがけ

● 初めて包丁を使う場面
　「危ないよ！　指切るよ！」
　　　⇒「よく見ようね」「ゆっくりね」「お手伝いありがとう」
● ゲームに夢中になって片づけない場面
　「いつまでやってるの！　いい加減にしなさい！」
　　　⇒「うまいね！　今度教えてね．今日はあと○分だよ」
　　　　「楽しそうだね．片づけて，続きは明日の楽しみにしようね」
　　　　「すごいね．また進化したんだね．今日はここまで，いったんお休みにしよう」

- ジャケットも着ないで飛び出していく場面
 「寒いから風邪ひくよ！ 知らないよ！」
  ⇒「寒かったらジャケットを取りに帰っておいで」
   「外は寒いから，部屋を暖かくして待っているね」
   「子どもは風の子だね．寒くなったら帰っておいで」
- テストの成績が思わしくない場面
 「なんだ…この成績．最低だな．次は絶対に良い成績をとれよ」
  ⇒「惜しいね．そして，きっと次は大丈夫だよ」
   「実力が発揮できなかったかな？」
   「大丈夫だよ．今度はどうすればいいのかわかったのだから」
- ぐずぐずして思うようにはかどらない場面
 「ぐずぐずしないでさっさとしなさい．いつになったらできるの」
  ⇒「時間が必要なんだね．焦らなくていいよ」
   「ゆっくりやりたいんだね」
   「根気があるね．やりとげようとすることが素晴らしいね」

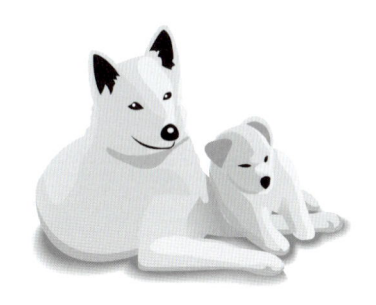

COLUMN 子育て中の自己対話での声がけ

●自分が思うようにことが運ばず，イライラしたら，大きな声でこうつぶやいてみよう．
「あ〜〜〜〜．パラパラする〜〜〜〜〜」
「イ」を「パ」に変えるだけ．それだけでなんだか笑えて余裕が持てます．
「イ」を除き，「ア」から「ン」まで五十音に当てはめてつぶやいているとお腹の底から楽しくなります．

●どうにもこうにも感情のコントロールができないときは，産まれてくる直前に祈ったことを思い出してみよう．
「元気な赤ちゃんが産まれますように…」

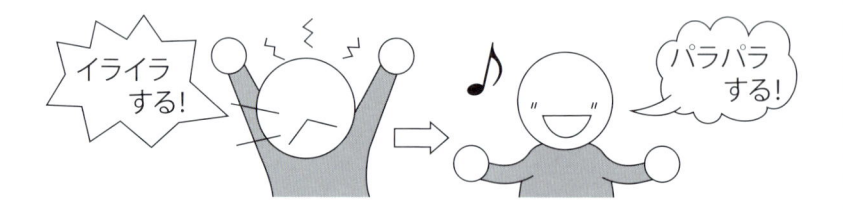

第7章

ひとを育てる

「スタッフを育てるのは難しい」ということをよく聞きます．

そして，"**育てる**"ことの意味は，専門分野の知識や技術の習得を求めたものだけではなく，"**ひと**"**としての成長**を求めたものである場合が多いように感じます．

スタッフが社会人として初めて勤務した職場であるならば，その職場での体験・経験が仕事の価値基準を決める重要な環境になるでしょう．そして，このような新卒のスタッフを雇用する側にも"**ひとを育てる**"覚悟が必要だと思います．

「成長できる環境で仕事ができて幸せ…」と，感じられたらどんなに素晴らしいでしょう．

そして，そのような環境を提供することができたら，必ず業績に反映するはずです．

多くの歯科医院とかかわった経験から，"**ひとが育つ環境**"と"**育たない環境**"があることを知りました．そして，そこには共通点があることも学びました．

ひとが育つ環境は，"ひとを認め，受け入れてほめて育てる"
ひとが育たない環境は，"ひとを認めず，否定して叱って育てようとする"

「どんな環境でも成長するひとは成長する．個人の問題だ」と考える人もいるでしょう．もしかするとその人は，「自分は良い環境ではないところから学んだ」と自覚しているのかもしれません．

Ⅰ：ひとを育てる"ニューロジカル・レベル"の応用

ひとを育てるには，NLPの重要な学びである意識のレベルである"ニューロロジカル・レベル"の考えかたがとても役立ちます．

ニューロロジカル・レベルとは，6つの意識レベルを体系化したものです．自分の中の意識レベルをとらえて分析し考察すると，目標・目的に向かうための最も的確な方法を見つけることができます（図1）．以下，6つの意識レベルについて，歯科衛生士（Dh）と歯科医師（Dr）の例を示しながら説明します．

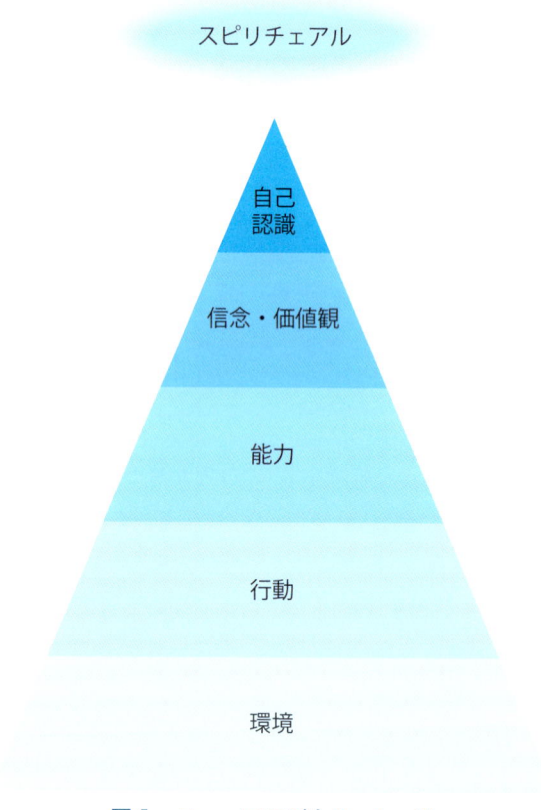

図1　ニューロロジカル・レベル

■「環境」レベル

- "いつ" "どこで" という**周囲の状況**のレベル
- 見える・聞こえる・感じるなどの五感を通して認識される状況
- 「今」「自分のいる環境」を知るレベル

> **Dh**「私の職場は，スタッフが 10 人いる新興住宅地にある K 歯科医院です」
> **Dr**「私は今，新規開業した広い歯科医院にいます」

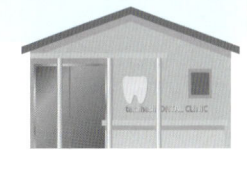

■「行動」レベル

- "何をするか" "どう行動するか" という**行動**のレベル
- 置かれた環境のなかで「どのような行動をするか」のレベル

> **Dh**「私は K 歯科医院に 10 年間勤務しています」
> **Dr**「私は院長としてこの歯科医院を運営しています」

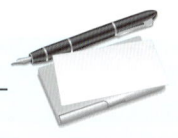

■「能力」レベル

- "どのような" 能力をもつかのレベル（スキル，技術，資質など）
- 環境・行動において「どのような**能力**をもつのか」のレベル

> **Dh**「私は K 歯科医院に勤務し，チーフとしてスタッフ教育を担当しています」
> **Dr**「私は新しい歯科医院を運営していく重要なノウハウを身につけています」

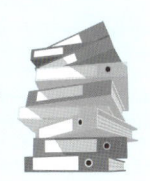

■「信念・価値観」レベル
 ・"なぜ"という行動に結びつく**信念や価値観**のレベル
 ・信じていること，価値のあること
 ・能力や行動を促すことも制限することもあるモチベーション「動機づけ」のレベル

 🔵Dh「私はチーフとして，スタッフが仕事のスキルアップができるように貢献したい」
 🔵Dr「私は患者さんのために最新設備を導入し，地域医療に貢献したい」

■「自己認識」レベル
 ・"自分は何者か"という役割や使命のレベル
 ・自分を大きなシステムの一部（一員）としてとらえ，役割や使命を「自己認識」すること

 🔵Dh「私は，スタッフにレベルの高い仕事ができるように指導するチーフです」
 🔵Dr「私は，治療において医療水準の高い技術を提供する歯科医院経営者です」

ひとを育てる 第7章

■「スピリチュアル」レベル
  ・"誰のために？" "何のために？" という大きなつながりをもつレベル
  ・個人としての意識を超え，自分を超えた大きなシステム（地域・社会・地球・宇宙など）の一部として認識すること

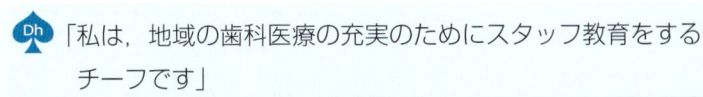

> Dh 「私は，地域の歯科医療の充実のためにスタッフ教育をするチーフです」
> Dr 「私は，日本の歯科医療界の発展のために貢献する歯科医院経営者です」

　このような6段階の意識レベルの「環境」レベルから「行動」レベルへ，次に「能力」レベルへ，そして最後には「スピリチュアル」レベルへと順に，自分自身に向けて対話をしていくと，自分の可能性が追究できます．「スピリチュアル」レベルでは，自分が環境のレベルではまったく想像もしていなかった大きなシステムの一部であることを認識できます．そして，アウトカム（欲しい結果・目標）を明確にし，実現しやすくなります．

　逆に，「スピリチュアル」レベルから「環境」レベルに向けてたどっていくとまったく違う認識が生じるかもしれません．**上位のレベルは必ず下位のレベルに影響し変化を起こします．**
　いずれにせよ，この意識レベルの構造を知り，活用することでひとを認め，受け入れ，ほめて育てることが格段にスムーズになります．

Ⅱ："ほめかた・叱りかた" のルール

　ひとが育つ環境は，"ひとを認め，受け入れてほめて育てる"
　ひとが育たない環境は，"ひとを認めず，否定して叱って育てようとする"
と，前述しました．

ここでは，ほめかた・叱りかたにもルールがあるととらえてみましょう．

もしあなたが，知り合ったばかりで，まだあなたをよく知らない人から，「あなたのポリシーは素晴らしいですね」と言われたらどうでしょう．「私のことは何も知らないのに…」と，不信感をもつのではないでしょうか．「心にもないいい加減なことを言う信用できない人」と判断してしまうかもしれません．

あるいは，うっかり忘れものをしただけで，「おまえ，最低だな．人間としてクズだ」と言われたらどうでしょう．反省するどころか，猛烈に怒りの感情が湧いてきませんか．相手が目上の人であったとしても，「もう二度とかかわりたくない人」と敬遠してしまうかもしれません．

ほめかた・叱りかたが適切でなければ，相手を不快にしたり，信頼関係を遮断してしまいます．

では，ひとを育てることを目的として，ニューロロジカル・レベルの階層に応じたほめかた・叱りかたを考えてみましょう．

1．ほめかた

「素敵です」ということばを相手のどの階層に合わせて表現するかによって，感じかたがまったく違ってきます．

> 環境レベル：「素敵なユニフォームですね」
> 行動レベル：「患者さんへのことばがけがやさしくて素敵ですね」
> 能力レベル：「まったく痛みを感じさせない歯石除去ができるのは素敵ですね」
> 信念・価値観レベル：「仕事に対する真摯な姿勢が素敵ですね」
> 自己認識レベル：「素敵な人ですね．私もあなたのようになりたいと思います」

環境レベルから自己認識レベルへと上方レベルに移行するに従い，"ほめる内容"が深く重みを増してきます．たとえ，一面であれ，相手を深く知らなければほめることができない内容になります．

ほめられる側としては，自分のより深い内面をほめられることによってその嬉しさは増大するでしょう．

表1　患者さんへの賞賛

ニューロロジカル・レベル	ことばがけの例
環境	「素敵な笑顔ですね」 「とてもきれいな声ですね」 「おしゃれなメガネですね」
行動	「予約時間を守っていただき嬉しいです」 「最後まで治療を受けていただき安心しました」 「デンタルフロスを使っていただき嬉しいです」
能力	「とてもきれいに隅々まで手入れができていますね．素晴らしいです」 「私の説明を理解してくださり，嬉しいです」 「禁煙の大切さを理解していただき，安心しました」
信念・価値観	「健康観が高くメインテナンスに応じてくださるので嬉しいです」 「歯を大切にし，食事を大事にされているのは素晴らしいですね」 「きれいな歯の笑顔を大切にされているのが素敵です」
自己認識	「治療を担当させていただき光栄です」 「今日もお会いできて嬉しいです」 「2カ月後のメインテナンスにお越しいただくのを心待ちにしております」

　そして，それぞれのレベルにおいて詳細であることが大切です．"何に関して"ほめているのかを具体的にすることによって，その**賞賛が相手を育てる**ことに繋がります（表1，2）．

表2 スタッフへの賞賛

ニューロロジカル・レベル	ことばがけの例
環境	「ユニフォームが似合っていますね」 「清潔感のある髪型ですね」 「やさしい声ですね」
行動	「掃除してくださるので助かります」 「カルテを整理していただき嬉しいです」 「患者さんと楽しそうに会話されていて微笑ましいです」
能力	「隅々まできれいに掃除してくださるので嬉しいです」 「整理整頓がうまいので助かります」 「患者さんの気持ちをくみ取って会話してくださるので素晴らしいです」
信念・価値観	「清潔感を大切にされていて安心です」 「仕事のひとつひとつに真摯に向き合う姿勢が素晴らしいです」 「スタッフとの付き合いを大切にされているので見習いたいです」
自己認識	「一緒に仕事ができることが幸せです」 「出会えたことに感謝します」 「尊敬しています」

■賞賛を第三者に伝える方法

　ほめることに慣れていないと，面と向かってうまくほめることができないことがあります．そのようなときには，第三者に伝えるとよいでしょう．

　たとえば，「最近のAさんって，とても頑張って仕事に取り組んでいて患者さんからの評判もよいですね．彼女と一緒に仕事ができることが嬉しいです」と，Bさんに話します．そのことがBさんからAさんに伝わったとき，Aさんはとても誇らしく思うでしょう．伝えるBさんにとっても気持ちのよいものです．

2．叱りかた

叱りかたには重要なルールがあります．それは，**"自己認識レベルを否定しないこと"**です．「自己認識」レベルは，その人の存在そのものです．そこを一度でも否定されると決して忘れることができないほどのネガティブな記憶になります．

たとえば，「あんたなんか産まなきゃよかった」という母親のひとことも自己認識レベルの否定です．たとえ背景にどのようなことがあっても決して言葉にしてはいけません．

次いで，「信念・価値観」レベルは，その人の潜在意識にある経験・体験の記憶によって形成された世界観です．このレベルへの否定も影響が大きいものです．

そして，「能力」レベルでは，その人の能力を見極めたうえで叱る必要があります．必要な能力をもっていないのに叱ったとしても，成果を得られない場合があります．

"叱る"目的は何か，まず，その目的をはっきりさせるべきでしょう．
叱る目的は，**"感情の爆発"**でしょうか．
それとも，**"二度と過ちを犯さないように"**という改善を目的としたものでしょうか．

始業時間に遅刻をした歯科衛生士Aさんへの叱りかたをニューロロジカル・レベルの階層に当てはめてみましょう．
「始業時間に遅刻した」のは，"行動のレベル"です．叱るなら，"行動"に対して叱るべきです．

「遅刻してくるとはどうしたんだ．起きることができなかったのか」
　　⇒「能力」レベルに対して叱っています．

「始業時間に遅刻して，仕事をなんだと思っているんだ．
　きみはこの仕事の重要性を理解しているのか？」
　　⇒「信念・価値観」レベルに対して叱っています．

「始業時間に遅刻してくるなんて．
　おまえは仕事のできない最低なやつだな」
　　⇒「自己認識」レベルに対して叱っています．

どうでしょうか．このような叱りかたで，Ａさんは反省・改善できるでしょうか．

■**効果的な叱りかた**
　では，どのように叱ると反省・改善に結びつくでしょうか．
　まず，相手を認めることです．今回の治療には遅刻をしたけれど，いつもはどうか．
　そして，「**なぜ，遅刻したのか**」よりも「**どうすれば遅刻しないか**」を話し合うべきでしょう．「なぜ，遅刻したのか」という問いかけには，"**言い訳を探す**"ようになります．

　　「いつも仕事熱心なきみのことだ．遅刻したことにも何か理由があるのだろうね」
　　「二度と遅刻しないようにするには，どうしたらいいかということもすでに自分でよくわかっているだろう．どうかな？」

"ことばは素敵な贈り物にもなり，鋭い凶器にもなります．どう使うかは，あなたしだいです"

Ⅲ：リーダーの条件

どのような失敗であれ，「失敗をしよう」として起こるものではありません．

失敗を回避できるようにリードするのがリーダーとしての条件でしょう．

失敗の指摘だけで終わってしまうのではなく，どうすれば今回の失敗を活かし，失敗しないように導くことができるか，あるいは気づかせることができるでしょうか．

それには，「どうすれば失敗を回避できるか」本人に答えを出してもらうことです．

- 失敗を責めない
- 「なぜ」よりも「どうしたらいいか」
- すべての責任を押しつけない
- ほめるところを見つけてほめる
- フォローする

すでにおわかりのように，まず相手を認め，受け入れることが重要です．

指摘するよりも"気づかせる"ことのほうが難しいものです．

相手が失敗に責任を感じて萎縮している場合は，特にフォローすることが大切でしょう．リーダーである自分にもその失敗の責任の一端があることを自覚し，共に失敗を回避する覚悟を伝えることも必要でしょう．

失敗から学ぶことの意義をともに体験していけるとしたら，素晴らしいと思いませんか？

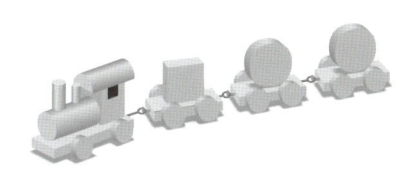

COLUMN　賛同してくれるひと＆賛同してくれないひと

いつも自分の味方になってくれる人がいますか？
　自分と同じように考えたり，行動したり，自分のことにいつも「Yes」の答えを出してくれる人です．そんな人といると，きっと心地よく感じられるでしょう．
　そのようなところに，自分に賛同しない人が現れたらどうでしょう．
　あなたを否定する人を，あなたも否定したくなるかもしれません．必要以上に攻撃的な気持ちになるかもしれません．
　そんなとき，このように考えたらどうでしょうか．

　"わたしがここから何かを学ぶために今（自分を否定する人がいる環境）がある"

　学ぶことによって，さらに"**ひととして成熟する**"ことができるでしょう．
　ものごとをどうとらえるかは，あなたの考えかたしだいです．

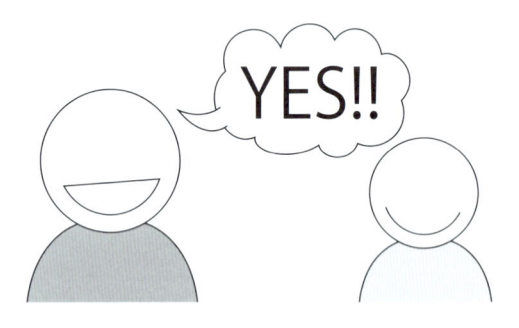

第8章

嫌なことにも意味がある
──肯定的な意図

「美味しそうなスイーツをつい食べてしまった．ダイエットしていたのに」
「タバコを吸ってしまった．禁煙に成功していたのに」
「ひどいことを言ってしまった．傷つけるつもりはなかったのに」

ひとは，望まない行動をしてしまうことがあります．
　現に，この原稿を書いている筆者もそうです．早く原稿を完成させればいいのに，食事に誘われたら出かけて行き，日頃の仕事のあとでは飲み会に参加し……．

NLPでは，このような望まない行動にも"肯定的な意図"があると考えます．

Ⅰ：気づいている肯定的な意図

否定的な行動にも肯定的な意図があることに気づいていることがあります．

「スイーツを食べて幸せを感じた」
「タバコを吸って気分転換ができた」
「自分がさみしかったことに気づいた」

筆者の執筆については，締切のぎりぎりまで先延ばしすることで自分を追い込んで集中させようとしているのでしょう．

このように，否定的な行動にも肯定的な意図があることに気づくと，**自己嫌悪に陥る嫌な自分も受容することができます．**
　そして，**習慣化された行動パターンを変えることに意識を向けることができる**

ようになるでしょう．

　できごとに対し，つぎつぎとネガティブな考えかたをしてしまい，ネガティブなスパイラルから抜け出すことができなくなっている場合があるとすれば，そこに肯定的な意図を探せなくなっているのかもしれません．

　まずは，肯定的な意図に気づくことが大切です．

COLUMN　喫煙者の肯定的な意図

　特に禁煙ができない人には，喫煙することで得られている肯定的な意図を探る必要があるでしょう．喫煙が自分の健康にリスクであることは誰もが理解したうえで喫煙しているわけですから，そこには強い肯定的な意図があると考えるべきでしょう．

＜喫煙の肯定的な意図＞
　　・リラックスできる
　　・気分転換できる
　　・喫煙者同志の仲間意識がもてる
　　・喫煙場所が情報交換の場でもある　　　など

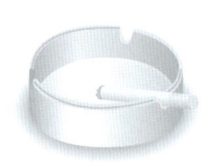

　喫煙の肯定的な意図がわかれば，そこに意識を向けた対策を考えることができます．

＜喫煙の肯定的な意図へ意識を向けた対策＞
　　・他にリラックスできることはないか
　　・他に気分転換できる方法はないか
　　・喫煙仲間のなかにいることが重要か
　　・情報は喫煙場所でなければ得ることができないのか
　　　（喫煙しないでその場にいることは可能か）

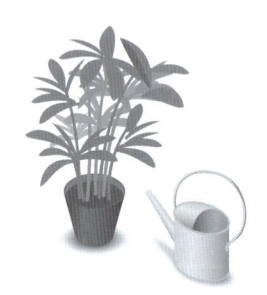

Ⅱ：気づいていない肯定的な意図

一方，望ましくない行動の肯定的な意図に気づいていないこともあります．

つまり，無意識に否定的な行動をとっていて，周囲からは理解が得られなかったり，不信感を抱かれたりすることがあります．

■「忙しい」を連発する
- 自分が必要とされていることをアピールできるかもしれません．
- 面倒なことから逃げることができているかもしれません．

■「私って馬鹿だから」と言う
- 馬鹿だと宣言することで努力をしないで済むかもしれません．
- 馬鹿だからできないのは当たり前だと知らせているのかもしれません．

■病気ではないのに具合が悪くなる
- 周囲から同情が得られるかもしれません．
- 自分の身が守られているかもしれません．

■自分の意見を言わない
- 意見を言わないことで周囲と同調できるかもしれません．
- 嫌われないかもしれません．

■自慢する
- 自分が優れていることをアピールできるかもしれません．
- 周囲から尊敬されるかもしれません．

Ⅲ：肯定的な意図を知ったときどうするか

いつも批判的な態度の否定的なコミュニケーションをとる人がいます．

その人の，"相手が気づいていない肯定的な意図を知ったとき"どうするかが重要です．

大事なことは，あくまでも「かもしれない」という推量です．

そして，相手が気づいていない無意識でのことであれば，「あなたは気づいていないかもしれないけれど，○○よ」と，指摘すると反発されるでしょう．重要なことは"**本人自身に気づいてもらう**"ことです（※指摘することの肯定的な意図は，"自分は知っている"という優越感かもしれません）．

否定的なコミュニケーションをとる相手には，**反論するのではなく，相手を承認し**，あらためて意見を言いやすいように促し，**相手に寄り添うことが大事**です．

> あるとき，新しい検査方法を導入する話し合いをしていました．
> ところが，Aさんは「そんな検査は誰も受けないと思います」「特に必要な検査ではないと思います」と批判的な態度をとり続けます．

このようなときに，「そんな批判的な態度だと話し合いにならない」と真っ向から対応してもかえって意固地になってしまいます．

批判的な態度をとる肯定的な意図は，"もっと私の意見を聞いてほしい"ということかもしれません．

ですが，「自分の意見があるのなら言ってよ」と言ってもなかなか意見を言おうとはしないかもしれません．

では，どのように導いていくのが効果的でしょうか．

> 「なるほど，検査の導入は難しいと思うのですね」と，まずは相手を承認します．そして，「Aさんなら，どうすればその難しい導入が可能になると思いますか？」と，"導入すること"を前提に意見を促します．

このように相手を承認し，相手に寄り添った対話をすれば，きっとAさんは，否定的にならずに自分の意見を言うことができます．

嫌なことにも意味がある——肯定的な意図　第8章

COLUMN　幼い子どもに教えられた肯定的な意図

　筆者の子どもが小さいとき，よく熱を出しました．
　保育所から職場に電話をもらうと，いろいろと段取りをつけて駆けつけました．そして，普段与えないようなアイスクリームやジュースなどを与え，ベッドに添い寝します．そのような対応を続けていると，そのうち具合が悪くなくても「頭が痛い」「お腹が痛い」というようになりました．しかし，特に体の変化は見られません．そんなとき，子どもには「かまってほしい」という肯定的な意図があると判断します．「嘘つくのはダメでしょ」と諭すのではなく，かまってほしいという意図を承認し，かまうのです．そして，「元気になったら，一緒に○○に行こうね」というと，それからすぐに具合がよくなります．
　子育てのなかで，教えられた貴重な体験でした．

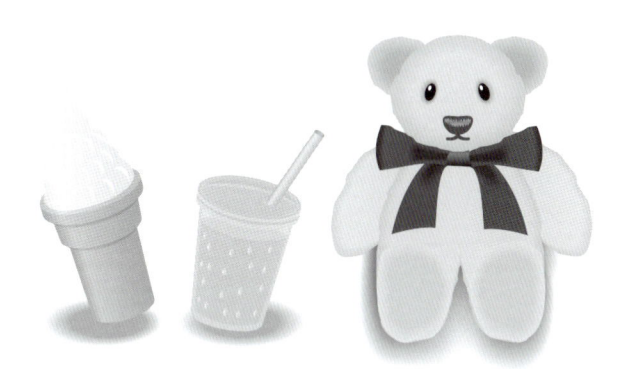

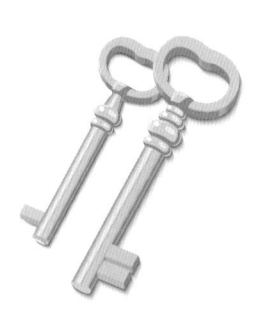

私が出会った素敵な人びと&言葉

　——何人もの素晴らしい人物に出会いました．
　心に響くことばを日常生活や臨床のなかで与えてくれた，これらの出会いに感謝しています．
　思い返し，かみしめるたびに，これらの出会いやことばが，とても大切であることを痛感します．
　生い立ちからはじまり，現在に至るまで，多くの人びととの出会いがあり，その出会いすべてが「必然」だったのだと実感しています．
　たくさんの出会いに感謝するとともに，その素敵な出会いや大切なコミュニケーションから学んだことを読者のみなさまにもお伝えできればと思い，ここにまとめました．

私が出会った素敵な人びと&言葉

1. 生い立ち ——父の死

　私が6歳になった誕生日の翌日に父親が亡くなった．

　私には父の記憶がほとんどない．記憶というのはときを経て曖昧になったり逆に鮮明になったりするのかもしれない．

　父が息を引き取る病院のベッドでの一瞬の様子は今なお鮮明に思い出される．胃癌で全摘出手術を受けて1年半後，全身に転移した癌によって亡くなった．今から50年も前のことである．

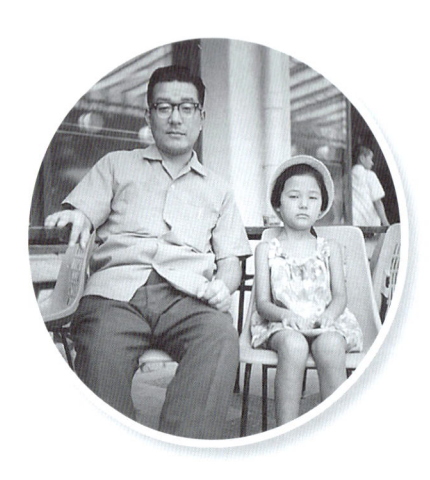

　ベッドに横たわる父の上体を覆うビニールのテントが張られた中で酸素吸入が行われ，父はいくつかの管につながれていた．家族全員がベッドの周りに集まっていて私は父の左側の枕元にいた．眠っていた父が目を覚まし，ゆっくりと私の顔を見た．そして，点滴の管の刺さった左腕をわずかに上げ，その左腕を降ろすと同時に目を閉じてしまった．周囲の大人たちがすすり泣き始め，私は医師たちに父の枕元から遠ざけられた．

　私の誕生日には，当時大流行していたビニール製のダッコちゃん人形を買ってもらう約束だった．もう買ってもらえない…と，妙に納得したことを覚えている．

　このときの光景をその後何度も思い出した．断片的で曖昧である半面鮮明で，病院のコンクリートの壁が剥がれていたことも同時に思い出すのである．

　父は自分が死ぬことをわかっていたのだろうか．

　私は成長するに従い，父の死を自分に

納得させるためさまざまな言い訳を自分のなかに用意した．父の存在を自分のなかに見つけようとしたのかもしれない．

34歳で亡くなった父は土地も財産も残すことができず，私と1歳違いの弟と母は母の実家に身を寄せて生活した．母は委託の呉服商をして働いたが十分な収入は得られなかったのかもしれない．学費や給食費は免除され，高校生になっても新学期には文具などが支給されたのである．

家が裕福でないことを苦痛に感じたのは高校受験の頃である．その頃私は，父の死は「死ぬという現実」と「経済力の必要性」を私に教えてくれたんだと思うことで父の死を納得しようとした．

この体験が私の人生の土台になっている．

2．歯科衛生士——入学～卒業

私が歯科衛生士の養成校に入学したのは，「歯科」に関心があったからではない．当時私が本当に進学したかったのは芸術大学だった．しかし，私には50万円しかなかった．高校1年生の4月から始めたスーパーのレジ係などさまざまなアルバイトをして貯めたお金である．つまり，その50万円で入学できる学校を探したのである．

兵庫歯科学院専門学校の生徒であった私は決してまじめな学生ではなかった．授業には適当にしか出席せず，アルバイトに励んだ．学生であった2年間，神戸元町駅前にある歯科医院で夜10時頃まで仕事をした．夏休みなどは勤務時間が長くなるため，常勤の歯科衛生士よりも多くの報酬を得ることができたのである．しかし，私は歯科医院だけではなく医療事務センターやファッションモデルのアルバイトもしていた．常に効率のよい仕事を求めていたのだ．

専門学校の卒業謝恩会で，学院長から「君たちは若いうちが華なんだから，頑張りなさい」と言われた．その"若いうち"の意味を知るのはそれから1週間後だった．"若いうち"とは"結婚前"のことであり，「寿退職は遅くとも25歳までにしてほしい」と就職面接で言われたのである．歯科衛生士として専門職の仕事を期待していたが，当然そこへの就職は取りやめた．

経済力を安定させるために，手に職をつけたいと思ったが，歯科衛生士という資格はそうは活かされないのかと愕然としたものである．

3. 就職・唯一の常勤勤務——上村恭弘先生との出会い

資格取得後，就職して3カ月で退職した医院がある．歯科衛生士でありながら，患者さんの口腔には一切触れてはならない．常に院長の後ろに控え，指示を出すまで一切の行動をとってはいけないと言われ，重苦しい雰囲気であまりにも私が思い描いた仕事場とかけはなれていたからである．

しかし幸運なことに，ここに出入りしていた上村歯科商店が上村恭弘先生の父上の会社だったのである．そのコネクションで，当時ナソロジーの権威として脚光を浴びていた保母須美也先生が所長である「東京国際デンタルアカデミー」に副所長として勤務する上村先生と出会うことになる．上村先生はご自身の出身地である神戸での開業が決まり，その準備にかかわるスタッフが必要だったのだ．そして，私はそのスタッフとして採用された．

神戸での開業に備え，私は東京都渋谷区の松涛にある東京国際デンタルアカデミーで研修を受けた．近代的で斬新なデザインの研修施設が併設された医院では，多くの歯科医師や歯科衛生士が快活に治療をし，歯科技工士がユニフォームの下にネクタイを着用して患者さんのシェードテイキングのために診療室で対応していた．フレンドリーで明るく華やかな診療室は私には目が覚めるような光景だった．

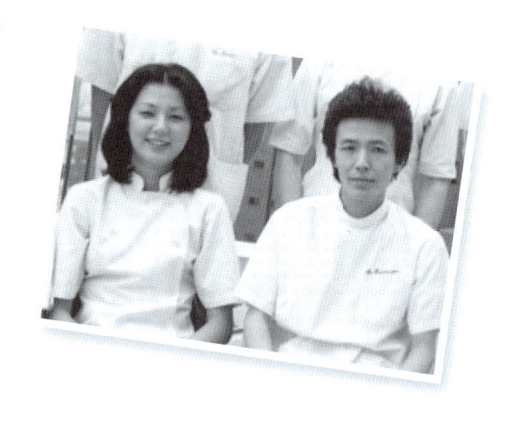

「ボーナ」

神戸国際デンタル・カミムラ歯科医院に勤務して1年．初めて支給されたボーナスの袋には「ボーナ」と記されていた．「ごめんな．儲かってないねん．金ないねん」だから「ボーナス」とは書けなかったとのこと．スタッフの誰もがわかっていた．自費診療を中心に行ってきた歯科医師が開業して保険診療を始め，治療時間や経費の節約を取り入れることがいかに困難であるか…．残念には思っても文句を言うスタッフはひとりもいなかった．スタッフの誰もが上村先生の仕事ぶりや人間性に魅かれていた．

＜上村恭弘先生　2004年ご逝去＞

4．道具にこだわる──Dr.Henry Takei との出会い

上村先生は勤勉で行動的だった．当時はアメリカにおいて歯周治療として外科治療の必要性が認識されはじめていた．上村先生は，UCLA（The University of California, Los Angeles）の歯周病学科の有望な研究者・教育者であり，ロサンゼルスのダウンタウンで歯周治療専門医として活躍する Dr.Henry Takei を招いてプライベートレッスンを開催した．カミムラ歯科医院に勤務する歯科医師は Dr.Henry Takei からフラップ手術を，そして私は同行の USC（University of Southern California）歯科衛生士科の教師であり Dr.HenryTakei の奥様である Dh.Jane Takei からハンドスケーリングを学んだ．グレーシーキュレットタイプスケーラーのフルセットを初めて手にしたのはこのときである．

USC で使用されていた Dh.Anna M. Pattison によるマニュアルをもとに受けた 5 日間の講義とスケーリングテクニックのレッスンは，それまで私が学んできたものとまったく違っていた．各部位に対する器具の選択や固定，術者のポジション，患者の顔の方向まですべてが決められていた．

また，患者実習の際に Dh.Jane Takei が「この症例は重症だから Dr. が診るべき．Dh. の手にはおえない」とはっきりと意思表示をしたことが印象的だった．

道具がなければ自分で作る

Dr.Henry Takei のフラップ手術のアシストについたときのことである．彼が求める形のメスの刃がなかった．日本には輸入されていない形だったのである．Dr.Henry Takei は黙ってひとりで技工室に入って数分後，手には改良したメスの刃があった．「道具がなければ自分で作る」．この行動にはびっくりした．と同時にプロとしての姿勢を感じた．道具にこだわることが大事なことであることを教えられた．

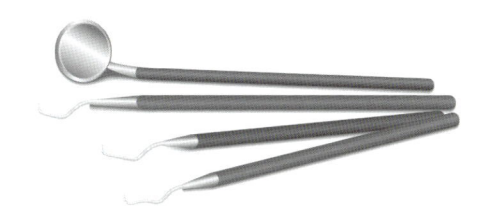

5．人生の師──Dr.Raymond L. Kim との出会い

　仕事内容やその人間関係，環境に不満はなくても私はその生活に確固たる満足を得ることができなかった．カミムラ歯科医院に勤めて4年が経過し日々の仕事に慣れると，歯科衛生士という職業が果たして自分に最適な職業なのか，もっと自分らしい仕事がほかにあるのではないだろうか，自分のいる環境では認められてもほかの環境では認められるのだろうか，といった不安から閉塞感をもつようになった．

　そんなとき，上村先生を介して知り合ったのが Dr.Raymond L. Kim である．アメリカ国籍を持ち，日本語が堪能な補綴の専門医である Dr.Kim は日本の若い歯科医師の教育のためにたびたび日本を訪れていた．はじめてそのセミナーを受講したとき，なんて気難しいドクターなんだろう，なんて難しい内容の講義なんだろうと思うと同時に，スクリーンに映し出される症例の歯肉が健康的で補綴物が美しいことに衝撃を受けた．「この眼で見てみたい」そう思った．「専門医の連携による治療」とはどのようなものなのかを知りたいと思った．1981年，私は休職し渡米することにした．

　ただ見学ができればよいと思い，ロサンゼルスの郊外トーランスにある Dr.Kim のオフィスを訪問したのだが，ちょうどその日に Dr.Kim のアシスタントであった女性が体調不良から辞職し，私がアシストにつくことになった．このチャンスは私のその後を大きく変えた．観光ビザで入国していた私は収入を得ることはできなかったが，Dr.Kim の援助もあり，1年間を過ごすことができ

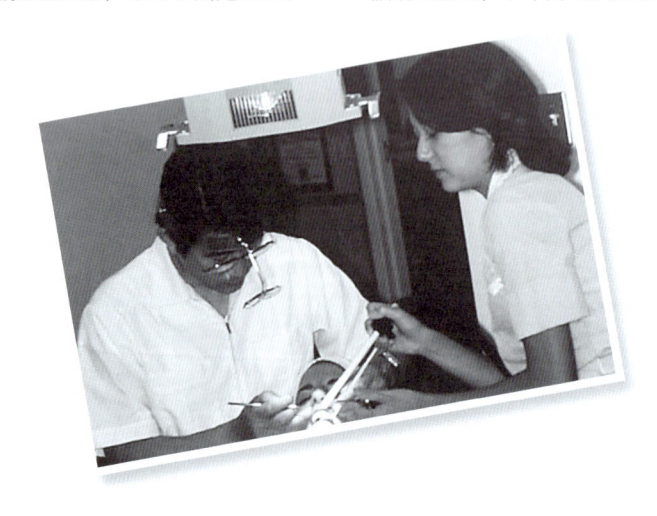

たのである．そして，その後彼が73歳で亡くなる2003年まで，たびたび会う機会を得ることができた．

Dr.Kimのアシストには忍耐と精度の高いテクニックを要求され，日本での経験はほとんど役に立たなかった．なにしろ，当時補綴物装着に使用されていたエリートセメントの練和にDr.KimのOKが出されたのは，アシスタントについてから半年もたった頃である．

忘れられない言葉

Dr.Kimは仕事を離れるとさまざまな話を聞かせてくれた．韓国と日本の歴史，予想される未来社会，そして，ひとはどう生きるべきか……．

突然に起ったと思われることも実は偶然ではなく起きるべくして起きたこと．

「人生に偶然はない．すべて必然だから．そうなるべくしてそうなるんだよ」

「今までの人生を思い出してごらん．全部がつながっているだろう……」

この話を聞いたのは，信号待ちをしていた車の中だった．スピードを上げて走る車を目の前にしながら，私はとても落ち込んでいた．私のミスが原因でその日の診療が予定より3時間も長引いてしまったのだ．

技工指示書を出していなかったその単純なミスも偶然ではなく必然だったのだ．

Dr.Kimが私のミスを責めたことは一度もない．ただそのミスによって生じた問題を淡々と修復するだけである．だからこそ，よけいに辛くなる．

そして，Dr.Kimが運転する車の助手席にいてこの話を聞いたことも，偶然ではないのだ．

「人は出会うべくして人と出会う．出会わなくていい人には出会わない．無駄な出会いは一つもない」

「たとえ，気にくわない人に出会っても恨んだりしてはいけない．神様がその人に出会わせてくれたんだよ．その人から学ぶことが必要だから．だからその出会いを感謝しなさい」

ロサンゼルスで出会った歯科衛生士の多くが常勤ではなく数カ所の医院と契約を結んで仕事をしていた．プロ意識が高く優秀な人ほどニーズも高く，充実した仕事をしていた．私はそのスタイルがとても専門的で前駆的に思えた．女性が生活と仕事の両立をはかるにも理想的だと考えるようになり，帰国後フリーランスの立場で仕事をしていくことを決心した．しかし，周囲に理解を求め仕事を確保していくことは決して簡単ではなかった．プロ意識をもつことそのものを否定されたこともあり，人間関係にも悩んだ．

そんなときに教えられたのがDr.Kim

のことばである．否定されて学んでいくこともある．私には私を否定する人との出会いも大切だったのだ．とても冷静に，素直になれた．

「"許す"ということは，神様が人に与えたとても高尚な能力．許しなさい」

「許さないとその苦しみから解放されないでいつまでも苦しむ．誰のために許すか？　それは相手のためじゃない．自分のためなんだよ」

私は27歳のときに結婚したが，結婚後，裏切りを繰り返す夫を許すことができなかった．4歳ずつ離れた3人の子育てをしながら，仕事を続けるのはかなり体力と気力が必要なことだった．そんなとき，家庭を顧みることなく裏切りを繰り返す夫を心底憎いと思った．自分の感情をコントロールすることが難しく，暗闇には二度と光が差し込まない恐怖さえ感じていた．「許す」ということは頭で理解できても難しいことだった．Dr. Kimはそんな私の手を取り「許す」ことが自分を楽にするただひとつの方法だと諭した．夫のすべてを心から許すことができたのは18年も経過してからである．

私は執念深いのかもしれない．いや，それだけ彼を愛していたのだ．そして，やっと私は解放された．

「和子ならできる．必ずできる」

「"できる"と信じてやりなさい．はじめから"できない"と思っていたらいつまでたっても"できない"．自分を信じることも大事なんだよ」

私は，幼少の頃から「あんたにできるはずがない」とことごとく言われて育ってきた．いつしか「私にはできないだろう」とはじめから諦めてしまうことが当たり前のようになってしまっていた．この「和子にはできる」と言われた言葉によって，どれほど自分を勇気づけることができただろう．自分を信じることが「可能」にする第一歩なんだと，小さな事柄にせよ壁にぶつかったときには呪文のように唱えている．「私にはできる」と．

Dr.Kimは2003年8月6日に亡くなった．

これも必然だったのか，私がロサンゼルスに到着したその日の夜である．Dr.Kimに会えることを期待した旅が葬儀の参列への旅に変わってしまった．その死を確認したはずなのに，9年経過した今もなお心の片隅でその姿を追ってしまう．

私は生涯で彼との会話をどれほど思い出すのだろう．贈ることもないクリスマスカードは10通になる．

6．時間を作る──山﨑長郎先生との出会い

　山﨑長郎先生（東京都渋谷区開業・SJCD最高顧問）とは，Dr.Kimを介して知り合った．私が24歳，山﨑先生が36歳のときである．Dr.Kimの日本での講演会後のお酒の席で数人の女性を前に，「女は綺麗で当たり前なんだ」と言われた．酔ったうえでの話にしろ，私はなんて失礼で横柄な人なんだろうと反感をもった．その数年後，彼の講演で「綺麗になりたいと願う人に歯を綺麗にすることでわれわれは貢献できるんだ．彼女の人生に輝きを与えることができるんだ．なんてこの仕事は素晴らしい！」という言葉を聞いた．歯科治療そのものが複雑困難であることは当然で，それを解決しようとする歯科医師としての使命が必ず人の心を動かすことができるという話だった．

　私はこの人についていこうと思った．同じ世界の住人としてこの人の後ろにいたいと思った．

　山﨑先生の40代から現在に至るまでの活躍はここに記するまでもない．これもお酒が入った席での話である．「俺は帰る．帰ってすぐに寝る．また朝早く起きるから」夜は早く寝て朝は5時に起きる．そして仕事をするんだというその生活スタイルは，当時育児と仕事にがんじがらめになっていた私の目を覚ましてくれた．以来，セミナー準備や原稿書きなど時間的制約がある場合は3時に，そうでないときは4時か5時に起きる生活にした．お陰で朝の2〜3時間を誰にも邪魔されない私の時間として確保することができた．

　子どもを寝かせるベッドで読む本の文字を追うことができず，子どもより先に寝入ってしまうことも，お酒を飲みすぎて起きられないこともたびたびではあったが．

忘れられない言葉

「歳をとったな,和子」

確かに36年のキャリアをもち,休みなく仕事を続けている歯科衛生士は少ない.「歳を取ったな,和子.でも昔よりいいよ」このひとことで安心する.悪くないな…と自分に乾杯したくなる.仕事によって得られる報酬や結果に対して満足感を得るだけではなく,その過程を知る人に触れたとき安堵感をもつものである.

「人間にはロングスパンで考えられる人間とそうでない人間がいる.着実に生きられるのはロングスパンで考えられる人間なんだ」

ものごとを考えるときに時間知覚*を認識できるかどうかで,その確実性が違ってくる.将来を見据えての判断や行動がこの先の人生に影響する.この話を聞いたのは今から10年くらい前,セミナー終了後の懇親会会場へ移動するタクシーの中である.事後に冷静な判断をすればその結果は当たり前のことかもしれない.しかし,その時点において将来を見据えることは難しい.時間知覚を意識するのとそうでないのとは結果が違ってくる.

ロングスパンで考え行動することで着実な結果を得られる.時間知覚を意識することの必要性を教えられた.

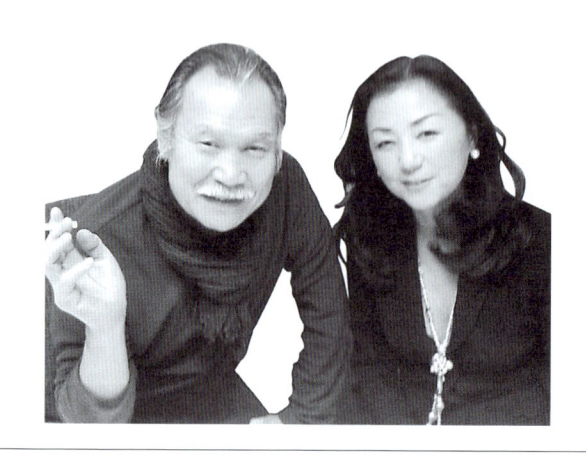

*時間知覚:時間の経過を判断したり理解する働き.

7．誰からも学ぶ——桑田正博先生との出会い

20代なかばの頃，ある学会で桑田正博先生（愛歯技工専門学校校長）の講義を受けた．当時，歯科衛生士が参加する学会はあまりなく，歯科医師向けの補綴に関する学会に参加したときだったと記憶している．歯科技工士のかたの講義ははじめてだった．金属焼付ポーセレンについて，その天然歯のように見える補綴物がいかにしてできるかを語られていた．技工の過程はわからずともその高度な技術を感じ取ることができた．そして，歯科医師と連携した仕事をすることがアメリカでは当たり前だと，自立したプロ意識を高くもつことの必要性を語られたことが印象的だった．

忘れられない言葉

「私は歯科衛生士さんによって育てられたのですよ」

ご自身がアメリカに渡り仕事を始められた頃，一生懸命きれいな技工物を作り，自分ではとても満足をしていた．そんな桑田先生に，ある歯科衛生士が「どんなにきれいでもプラークコントロールしにくい形態では意味がない」と言われ，それから解剖学・生物学を猛勉強されたとのこと．だから，歯科衛生士によって育てられたとのことである．ただただ驚いた．歯科衛生士の言葉によって育てられたと正直におっしゃることも，それから解剖学・生物学を猛勉強されたということにも．

「意見」を聞く耳をもつこと，その意見を参考にみずから行動を起こすことの大切さを教えられた．

「信じることですよ．自分の可能性をね．そうしたら，あとはがむしゃらに努力するだけです」

講義にはたびたび歯科医師との「やり取り」が紹介された．つまり，歯科医師と対等に話をするには同等レベルの知識をもつことが必要なんだと．しかも，今から40年くらい前のアメリカでの話である．可能性を信じてあとはがむしゃらに努力するだけだと…．これが成功をおさめる秘訣なんだ．たんたんと語られる「努力」というその背景にはどれほどの戦いがあったのだろう．自分の能力，時間，環境，言葉，睡魔．それを想像すると，私の戦いなんてたかが知れたことだと気づく．「がむしゃら」という域にも到達していない．

8．チームアプローチを学ぶ——土屋賢司先生との出会い

土屋賢司先生（東京都千代田区開業）と知り合ったのは今から20年くらい前，山﨑長郎先生を顧問とする日本最大のスタディグループSJCDの例会である．偶然にも名字が同じだったので気になる存在だったが，それほど強い印象は持っていなかった．いつ会ってもニコニコと笑顔を絶やさない人だなあと思ってはいたが，将来一緒に仕事をすることになろうとは当時は考えもしなかった．

それが，15年近く前にある地方の団体からコラボレーションのセミナーの依頼があったのである．歯科医師，歯科技工士，歯科衛生士と三位一体の内容のセミナーである．そのようなコラボレートしたセミナーがなかったことから興味深々で引き受けた．事前にほとんど打ち合わせもできなかったのだが，お互いに長年SJCDに関わってきたことで同じ方向性を向い

ていたのだろう，思いのほかうまく連携できたのである．

私は45歳を目前にして仕事を整理することにした．それまで，多くの診療室を掛け持っていたが，なかにはまったく考えの違う歯科医師との仕事もあった．同じ方向性を向いていない歯科医師との仕事はストレスである．もちろん，それは歯科医師にとっても同様であろう．ひとりの患者さんを目の前にして考えることがまったく違えば，うまくいくはずがない．私には55歳まで仕事をするとして10年，60歳まで仕事をするとして15年しか残っていない．これからは同じ方向性を向くことができ，お互いをベストパートナーと認められる関係で仕事をしたいと思った．

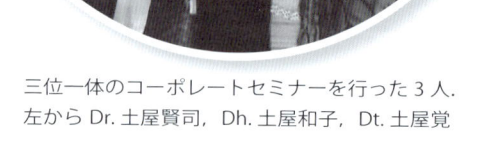

週1回ではあるが土屋賢司先生の診療室でも仕事を

三位一体のコーポレートセミナーを行った3人．左から Dr. 土屋賢司，Dh. 土屋和子，Dt. 土屋覚

するようになった．ここで私が彼のアシストにつくことはない．歯周治療とメインテナンスを中心にしたハイジニストワークだけである．しかし，賢司先生の考えや方針は手に取るようにわかる．たとえば，臨床現場では「手をつけられない患者さん」もいる．顎位が安定せず，すでにフルマウスの補綴治療が施され，それをすべて再治療することを希望される場合や，メンタルな問題をかかえているような場合などであり，手をつけたくてもつけられないという彼の気持ちは理解できる．また，メインテナンスを続けるうえで彼の診断が必要なタイミングも理解できる．そして，彼にも私が何をどうしたいのかがわかるのである．

メール交換

お互いにゆっくり話せる時間はない．また，面と向かって言いづらいこともある．そんなときはメールでやりとりをしている．
ここでは，その原文を紹介したい（ご本人の許可を得て掲載）．

＜メールのやりとり１＞
診療中，新人の歯科衛生士が患者さんに怒鳴られていた．彼女の処置が気に入らなかったようである．私も対応したが，「後輩の教育がなっていない」と諭された．彼女はさらに恐縮し，どう対応していいのか困り果て，賢司先生に助けを求めた．その後の賢司先生と私とのメールである．

［私 → 賢司先生］
おはようございます．
○○さんが落ち込んでいると思ってメールしたら，「院長がアイスとシュークリーム買ってきてくれた」って返信きました．
さすが，賢司！　私は賢司のそういうところをすっごく尊敬する！
大好き〜！　良い勉強になりました．
私もそういう人間になれるように努力します．
今日も腰をいたわりつつ頑張ってくださいね．

［賢司先生 → 私］
わかってくれてありがとう．
自分が患者のために良かれと思ってすることが裏目に出る．臨床を続けていればそんなこと嫌というほど経験します．
○○もこれをきっかけに大人になってくれたらと思っています．
こういうことは僕が教えるのではなくこんな風に打たれることで覚えていくものだと考えています．
和子ちゃんのほうからもフォローをお願いします．

＜メールのやりとり2＞
　入院されていた賢司先生のお父様が亡くなったときのこと．賢司先生は北海道で仕事だった．

[賢司先生 → 私]
　今朝，親父が永眠しました．
　今，北海道におり，間に合わなくて残念です．

[私 → 賢司先生]
　もう帰路につかれましたか？　お父さんはきっと賢司が息子であった事を誇りに思い，安心して旅立たれた事と思います．悲しみは計り知れないでしょうけれど，いろんな想い出をたどりながら時間を過してください．
　バタバタとしなくてはならない事があって，本当に悲しくなるのはもっと先でしょう．そんな時は賢司の周りの人の手を借りてくださいね．
　賢司の体調を崩されませんように．

[賢司先生 → 私]
　ありがとう！
　今，北海道の講演が終わって帰路につきました．
　自分の心の中のひとつの時代が終わった感じです．
　北海道SJCDは僕が作った支部です．いわば生みの親．そこで話す日に親父が永眠しました．
　間に合わなかったこと，親父は許してくれると思います．
　和子，来年は北海道SJCDの為に来てくれるとの事．よろしく頼むな．

　仕事を続けていくには，プロとしての自覚と愛情がお互いに必要．歯科診療はコラボレーションだから．

9．親をみて価値観が決まる──植松厚夫先生との出会い

　植松厚夫先生（東京都世田谷区開業）との出会いは，1999年．SJCDのドクターコースに参加していたときである．
　「僕の診療室では，歯科衛生士さんが若いので僕がスケーリングをしているんですよ」と聞き，プライベートレッスンに伺ったところ，そのまま居ついてしまい14年になる．
　4年前まで横浜にあった植松歯科医院の前には大型の食品スーパーがあり，診療後には食材を両手いっぱいに買って帰った．ときどき，帰宅時間が一緒になり，そんなときに荷物を持って頂きながら聞いた話がある．

私が出会った素敵な人びと＆言葉

「僕の母は，猛烈に働いて僕と弟を育ててくれたんですよ．

そして，僕が歯科大学を受験すると決めた時には，母子家庭だと不利ではないかとの考えで再婚までしてね……」

その話に，"母親の偉大さ"を感じた．子どものためなら何でもできる．

それは，犠牲ではなく母親としての愛情．

「よく"親の背中を見て子どもは育つ"って言うけれど，仕事を一生懸命やっている親の姿は，子どもの中に"仕事に対する価値観を育てる"ってことだと思うんですよ．

だから，僕は歯科医師という仕事を選んで心底よかったって思えるし，30年近くずっと仕事が楽しくてしょうがない．これも母の仕事をする姿を見てきたからだと思う」

植松先生の仕事に対する姿勢は，厳しい．妥協は許されない．役割分担もはっきりしていて，私が歯周治療を担当した患者さんの歯を植松先生が形成するときに残石が見つかった場合，その場で処理されることはなく，私へのアポイントが入る．

もし，私に知らされずにそっと除石されてしまっていたら，私は自分の仕事の結果を確認することができない．

また，X線写真で除石の結果を確認したい場合，たとえそれが患者さんに請求できない場合であっても，撮影をしてくださる．「和子さんが必要と判断するならいいよ」と．

それだけ，プロとして認めてもらっているのだと実感する．

私の仕事に対する姿勢も，やがて子どもたちに伝わるだろう．

それが，彼らの仕事の価値観としての方向性を決めるとすれば，さらに仕事を大事にしたいと思える．子どもたちに恥ずかしくない仕事をしなくてはと思う．

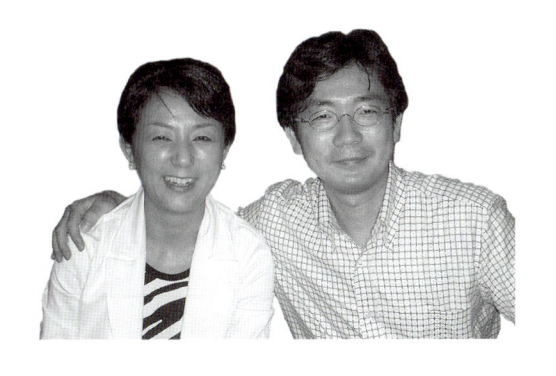

10. 私を解雇した先生──本多正明先生との出会い

「もう～！！！　出ていけ～！！！」
「わかりましたよ！！！　出ていきますよ！！！」

私が本多歯科医院に勤務して2年目のとき，本多正明先生（大阪府東大阪市開業）から"クビ"を言い渡された．そのとき私は27歳，本多先生が39歳である．お互いに"理想的な歯科治療"をめざして必死だった頃である．互いに主張を譲らなかったのだが，果たしてそのときは何を主張していたのか記憶にない．

Dr. Raymond Kimのオフィスで1年間アシスタントとして研修を受け，フリーランスの歯科衛生士として最初に仕事をしたのが本多歯科医院だった．本多先生は，まだ歯科衛生士がアシスタント業務を中心にしていたその頃に，"歯の掃除屋にはなるなよ"と仕事の方向性を示してくださった．本多先生自身がアメリカで歯科衛生士からスケーリングの技術を学び，歯科医師と対等に治療方針について議論する歯科衛生士の姿を目の当たりにし，歯科衛生士はプラークコントロールやスケーリングだけをするのではなく，歯科医師と同じくらいの知識レベルをもつべきだと感じられたとのことだった．

現在，日本最大のスタディグループになったSJCDがまだ少人数だった勉強会にも歯科衛生士として参加させていただくことができたのは，本多先生のそのような考えが反映されたものだった．

しかし，理想的な治療をすることが必ずしも歯科医院の収入増には結び付かない．そのひずみを"節約"という制限で課せられる．それが，自分の納得できないところに関与すると黙っていられないのが当時の私だった．今でこそ，人の考えに歩み寄る姿勢が身に付いたが，当時は自己主張の強い口うるさい歯科衛生士であったと反省する．

本多歯科医院をクビになって3年ほど経ったとき，突然に本多先生から「誰かエエ歯科衛生士はおらんか？」と，電話をいただいた．「和子と比べるとみんなヤワや…」ヤワとは，弱いという意味．根性がないとのことだった．そのとき，初めて私は本多先生に認められたような安堵感をもった．

本多先生，えらそうなことばっかり言ってごめんなさい．

先生の「歯の掃除屋にはなるなよ」との言葉をずっと励みにして仕事をしてきました．

ありがとうございました．

11. 柔軟な思考をもつ──宮崎真至先生との出会い

　10年ほど前に，ある書籍の編集会議に参加するために駅のコンコースで待ち合わせたことがあった．宮崎真至先生（日本大学歯学部教授）は手に鞄を提げ，論文のような書類にペンで記入しながら，難しい表情だった．しばらくそばに立っていたが，まったく気づかれない．耳にはイヤホンが装着されていたので周囲の音も入らないのかもしれない．通勤客でごった返す駅の，そこだけが別の空気を漂わせていた．しばらくして声をかけると，「やあ…，僕も今着いたばかりです」と，書類の束を鞄に収められた．

　会場に向かう道で，「英語の講義でも聞きながら，論文に手を入れられていたのですか？」と尋ねると，「いいえ…聴いていたのはバックストリートボーイズの新曲です」とのこと．少し意外な気がした．

　何度かお会いするたびに気づかされることは，あらゆるジャンルの話題に豊富なこと．話がおもしろいだけではなく，歯科領域以外の話題を楽しそうに話される．そして，同時に並行して多くのことを手掛けていらっしゃることに，NLPの学びと共通した成功法則のひとつを学んだように思った．NLPでは，五感を研ぎ澄ますことの重要性を学ぶ．私自身のVAKシステムでは，苦手な聴覚には意識が向きにくいので，あえて苦手な感覚に意識を向けようとすることが重要である．自分の苦手な感覚がわかっていれば，"苦手だからできないのは当たり前"という意識から，"苦手だからゆっくり時間をかけて少しずつやってみよう"と意識を変換すると，苦手なことを克服できる達成感が想像でき，楽しくなってくる．五感を研ぎ澄ませて，同時に違うことを並行して行うことは，それぞれの事柄が刺激となって相乗効果があるのかもしれません．以前であれば，音のない静かな環境で原稿を書いていたが，今ではテンションが上がるような選曲をして聴覚を刺激しながら文章を考えるようになった．

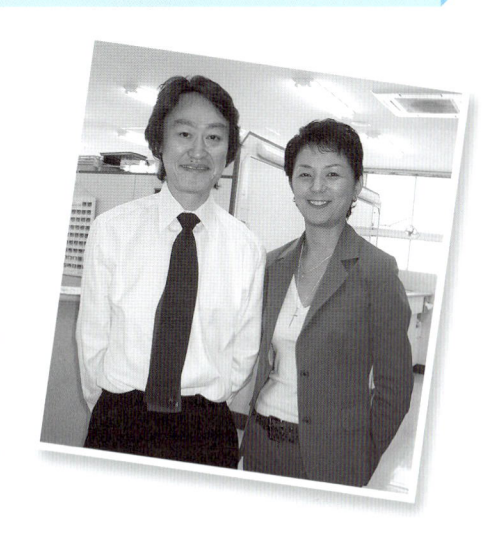

さらに，宮崎先生からは「原稿依頼があったときから仕事がスタートする」ということを学んだ．だからこそ，宮崎先生は多くの論文をスピーディーに発表されることができるのだろう．毎日の忙しさを言い訳にして"先延ばし"の習慣が身についてしまっている私には耳の痛い言葉である．"先延ばし"することに肯定的な意図があるとすれば，たとえば「DVDを観て楽しんだ」というように，先延ばしにすることによって得た時間を他のことに使えたことになる．だが，"先延ばし"にしているストレスからは解放されない．"先延ばし"の言い訳を用意するようなことはやめようと固く決心した．

12. 家族

「世界で一番大好きなお母さん，お母さんがお母さんでいてくれてありがとう」

ニューヨーク州バッファロー大学建築科に留学していた娘からのメッセージである．「愛おしい」という感情を私に理解させてくれたのは彼女である．彼女が海外で過ごしていた約5年間，私はなるべく脳裏から彼女の姿を消すように努めた．でなければ，つぎつぎにあらぬネガティブな想像をしてしまう．母親とは，そのようなものかもしれない．

その娘は，現在デンタルNLPとLABプロファイルのセミナーアシスタントとして私の仕事を支えていてくれる．私にとっては，彼女を"ビジネス"の分野でも育てていく課題ができたことになる．

2013年1月撮影．家族集合写真

「おっかぁ！ 腹減った！」「おっかぁ！ 肉が食いてぇ！ 鶏のから揚げが食いてぇ！」

口を開けば，食べ物の話．いったい1

日に何時間キッチンに立っていただろう.

現在, 専門学校を経て歯科技工士になろうとする長男と, 法学部の大学生である次男はそれぞれの道を歩み始めた.

3人の子どもたちは, 通算12年間保育所に通った. 次男にいたっては, 出産3日前まで仕事をし, 生後2カ月で保育所に預けた. 仕事が長引き, お迎えの時間に間に合わず, 何度もご近所の方々にお世話になり, 二重, 三重保育をしながら乗り切ったこともあった. そこまでして仕事を続けることが大事なのか自問し, 自信を失くしかけたこともある.

ときを経るにつれ仕事量が増えて, 学校行事には参加することができなくなった. 次男に関しては小学校入学式以来まったく参加できなかった. 寂しい想いや不自由なことがあったに違いない. 両親が揃って仲の良い家族をうらやましいと思ったかもしれない.

でも, 子どもたちはそのようなことを一切言ったことがない.
"お疲れさま" "ありがとう" …今はこのようなことばをかけあえるようになった子どもたちに感謝の気持ちで胸がいっぱいになる.

「ありがとう. 私の子どもたちでいてくれて」

13. "夫" から学んだこと──土屋覚さんとの出会い

「補綴物のマージンフィットが偶然の産物であるというのは, 愚の骨頂である」

27年前に彼がある歯科専門誌に記載した言葉である.

私が土屋覚さん (DENT CRAFT STUDIO 代表／歯科技工士) との25年間の夫婦関係を解消して4年になる. 人生観や仕事観が構築される時期にお互いが影響し合ったことはゆるぎない事実.

"椅子に寝る" そうしないと熟睡してしまう. 彼の仕事に対する姿勢は過酷にさえ感じた.

ある厳冬期にイタリアからスイスに向かう飛行機が大雪で欠航し, 車をレンタルしてひとりで Mr. Willi Geller (世界的に著名な歯科技工士. 別名 God of Dental Ceramics) のもとに向かったこともあった. もちろん, 事後報告として聞いた話だが彼らしい行動である.

彼との家族関係において, 今だからこ

そ見えることがある．

　子育てと仕事を両立する私には，彼の目先の行動にしか意識が向いていなかった．女性にモテる彼のこと，いくら仕事で遅くなるといわれてもそうは信じられない．どれほどの言葉で，彼を罵倒してきたことだろう．

"私はこれだけ頑張っているのに"
"私はこんなにも大変な思いをしているのに"

　被害者妄想に駆り立てられていた"私"が主語の主張だった．
　NLPを学んだ私は，"欲しい結果を手に入れる手段"が間違っていたことに気づいた．
　私が欲しいと願ったことは"家族になってよかった"という結果．ところが，その手段として彼の行動を責めることに固執していた．ときに，子どもたちと父親の関係を守るための戦士のように感じていたことすらあったのだ．

　私を子どもたちの母親にしてくれた感謝の気持ちをまったく失ってしまっていた．
　離婚した今，「どうしてもっと楽しい想い出を作ろうとしなかったのだろう」と後悔する．
　"物事は考え方次第"そうリフレーミングすれば，この体験から得たものは何よりも貴重なもの．

　今こそ，誰よりも感謝したい．
「覚さん，ありがとう」

おわりに

　人生は「選択」の連続であり，本書を読んでくださったあなたは，今すぐに実践してみようと「選択」されるかもしれませんし，もう一度読み返してじっくりと考えることを「選択」されるかもしれません．

　筆者にとって，NLPは直感的に学ぼうとした学問でしたが，学びが深まるごとに「この学びに出会えていなかったらどうなっていただろう」と想像すると恐ろしく感じます．

　NLPの基本的な考えを理解し，自分自身と他者に向き合う2種のコミュニケーションスキルを獲得することによって，筆者は思考や行動が大きく変容しました．

　すでに，みなさまご自身が本書によって学びの効果を実感されているかもしれません．あるいは，本書を参考にして本格的にセミナーを受講しようとされるかたもいらっしゃるでしょう．

　このスキルを学んでいくことで，感情のコントロールができるようになり，自分の将来を鮮明に描くことができるようになります．そして，今までとは大きく変わって人とのコミュニケーションが得意になっていくでしょう．

　デンタルNLPのスキルにはさまざまな方法があり，そのときどきに正しい方法を選択することもできます．ネガティブな体験には，「ここから私は何を学ぼうとしているのだろう」と，考えることもできます．そして，リフレーミングによってその考えの枠組みを変えることでポジティブになることができます．物事の全体像を把握して詳細に目を向けることもできますし，他人の声に耳を傾ける姿勢を維持させることもできます．そして，自分が少しずつ変わっていくことの心地よさを感じられることでしょう．

　本書を手に取ってくださったみなさまが，ドキドキするような好転を体験されることのお役に立つことができればこれ以上嬉しいことはありません．歯科医療界においてデンタルNLPが貢献できることを最高に幸せだと感じます．ぜひ，デンタルNLPの学びの実践によってあなたが好転した体験をお聞かせください．

　NLPを学習するにあたり，温かくそして厳しく指導してくださいました全米NLP協会最高顧問であるタッド＆アドリアナ・ジェームスご夫妻，日本NLP協会の芝健太先生，LABプロファイルによって言語のもつ力をユニークに教示してくださったシェリー・ローズ・シャーベイ先生にお礼申し上げます．

　筆者を支えてくれる3人の子供たち，筆者を励まし応援してくださる仲間のみなさま，編集に精一杯の力を注いでくださいました医歯薬出版株式会社編集部のみなさま，ありがとうございました．さらに，本書の読者になってくださいましたあなたに感謝申し上げます．

　みなさまの幸多き現在と未来をお祈りしています．

2013年2月

土屋和子

参考文献

・芝健太：プロが教えるはじめての NLP 超入門．成美堂出版，東京，2011．
・Shelle Rose Charvet 著．上地明彦 監訳：「影響言語」で人を動かす．実務教育出版，東京，2010．
・NLP ラーニングマニュアル．NLP-JAPAN ラーニング・センター．
・LAB プロファイルラーニングマニュアル．NLP-JAPAN ラーニング・センター．

(NLP-JAPAN ラーニング・センター問い合わせ先：TEL 03-3234-8808)

索引

欧文
LAB プロファイル ……………………… 4, 15, 17
Mr.Tad James ……………………………………… 2
Ms. Shelle Rose Charvet ……………………… 4
NLP ………………………………………………… 2
VAK 表象システム …………………………… 32
VAK モデル …………………………………… 32
You & I メッセージ …………………………… 54

あ
一般化 …………………………………………… 7, 11
影響言語 ………………………………………… 17

か
価値基準 ………………………………………… 20
外的基準型 ……………………………………… 23
環境 ……………………………………………… 71
キャリブレーション ……………………… 30, 31
逆説の十カ条 …………………………………… 62
傾聴 ……………………………………………… 47
コンテクスト …………………………………… 25
行動 ……………………………………………… 71
肯定的な意図 ……………………… 81, 82, 83, 85

さ
視覚 ……………………………………………… 32
視覚感覚 ……………………………………… 40, 41
自己重要感 …………………………………… 49, 51
自己対話 ………………………………… 3, 14, 68
自己認識 ………………………………………… 72
叱りかた …………………………………… 73, 77, 78
芝健太先生 ……………………………………… 2
省略 …………………………………………… 7, 10
賞賛 …………………………………………… 75, 76
信念・価値観 …………………………………… 72
信頼関係 ………………………………………… 44
神経言語プログラミング ……………………… 2
深層構造 ………………………………………… 7
スピリチュアル ………………………………… 73
全米 NLP 協会 …………………………………… 2
潜在意識 ……………………………………… 63, 65

た
体感覚 ……………………………………… 32, 40, 41
聴覚 ……………………………………………… 32
聴覚感覚 ……………………………………… 40, 41
デンタル NLP …………………………………… 3
動機付けの特徴 ………………………………… 18

な
内的基準型 …………………………………… 23, 26
内的処理の特徴 ……………………………… 18, 19
ニューロロジカル・レベル …………………… 70
能力 ……………………………………………… 71

は
バックトラッキング …………………………… 45
判断基準 ………………………………………… 23
非言語の情報 …………………………………… 30
表層構造 ………………………………………… 7
フィードバック ……………………………… 52, 53
ペーシング ……………………………………… 44
ほめかた ……………………………………… 73, 74
方向性 …………………………………………… 21

ま
ミラーリング …………………………………… 44
ミルトンモデル ………………………………… 27
メタファー ……………………………………… 26
メタプログラム ………………………………… 26
メタモデル …………………………………… 9, 26
目的志向型 …………………………………… 17, 21
問題回避型 …………………………………… 17, 21

や
優位感覚 ……………………………… 35, 40, 41
優位性 …………………………………………… 32

ら
LAB プロファイル ……………………… 4, 15, 17
ラ・ポール ……………………………………… 48
リーダーの条件 ………………………………… 79
リフレーミング ……………………… 58, 59, 60

わ
歪曲 …………………………………………… 7, 11

【著者略歴】
土屋和子
つちや かずこ

1977年	兵庫歯科学院専門学校歯科衛生士科卒業
同　年	神戸国際デンタル・カミムラ歯科医院勤務
1981年	Dr.Raymond.L.Kim's office（米国・ロサンゼルス）にてアシスタント勤務・研修
1982年〜	フリーランス体制にて多くの歯科診療室に勤務
2007年	株式会社スマイル・ケア設立
2011年	全米NLP協会公認トレーナー
2012年	LABプロファイル® グループコーチ認定
現　在	ウエマツ歯科医院（東京都世田谷区）勤務
	土屋歯科クリニック＆works（東京都千代田区）勤務
	ノブデンタルオフィス（東京都中央区）勤務
	銀座並木通り坂本矯正歯科クリニック（東京都中央区）勤務

プロフェッショナルコミュニケーション
土屋和子のデンタルNLP&LABプロファイル　ISBN978-4-263-42188-8

2013年2月20日　第1版第1刷発行
2025年1月20日　第1版第3刷発行

著　者　土　屋　和　子
発行者　白　石　泰　夫
発行所　医歯薬出版株式会社
〒113-8612　東京都文京区本駒込1-7-10
TEL.（03）5395—7638（編集）・7630（販売）
FAX.（03）5395—7639（編集）・7633（販売）
http://www.ishiyaku.co.jp/
郵便振替番号 00190-5-13816

乱丁，落丁の際はお取り替えいたします　　印刷・あづま堂印刷／製本・明光社

© Ishiyaku Publishers, Inc., 2013. Printed in Japan

本書の複製権・翻訳権・翻案権・上映権・譲渡権・貸与権・公衆送信権（送信可能化権を含む）・口述権は，医歯薬出版（株）が保有します．

本書を無断で複製する行為（コピー，スキャン，デジタルデータ化など）は，「私的使用のための複製」などの著作権法上の限られた例外を除き禁じられています．また私的使用に該当する場合であっても，請負業者等の第三者に依頼し上記の行為を行うことは違法となります．

JCOPY ＜(社)出版者著作権管理機構 委託出版物＞
本書をコピーやスキャン等により複写される場合は，そのつど事前に出版者著作権管理機構（電話 03-5244-5088，FAX 03-5244-5089，e-mail : info@jcopy.or.jp）の許諾を得てください．

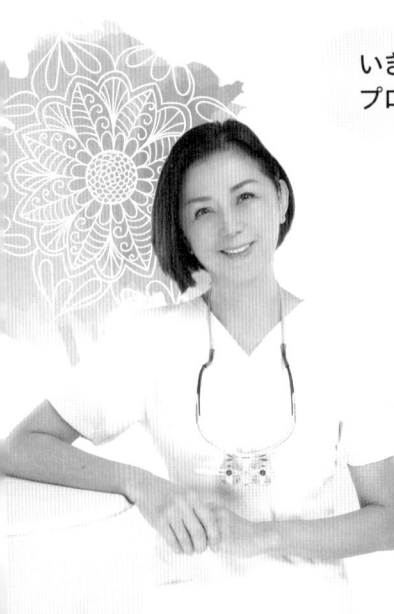

いきいきと仕事をしている、
プロフェッショナルハイジニストの皆さんを応援します

Professional Hygienist Work Up-to Date

土屋和子 著

土屋和子の
プロフェッショナルハイジニストワーク アップデート

B5判／112頁／カラー　定価 4,180円（本体 3,800円+税 10%）
ISBN978-4-263-42242-7

土屋和子の"プロフェッショナルハイジニスト"シリーズ 第4弾!!
10年後，20年後も活躍できる歯科衛生士になるために，いま知っておきたい最新の知識を網羅

歯科衛生士界の第一線を走り続ける土屋和子先生から，
未来のあなたへのグッドアドバイス
あなたの歯科衛生士臨床をアップデートするヒントが絶対にみつかります

あなたをアップデートする，
この知識

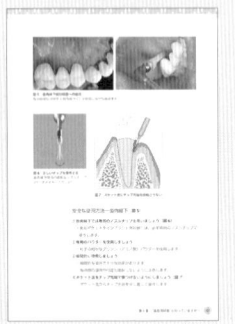

超高齢社会／歯周病の病因論／バイオフィルム／インプラント周囲病変／マイクロバイオーム／超音波スケーラー／歯面清掃器／口腔と全身との関係／睡眠時無呼吸症候群／口腔がん／CT／禁煙支援／TCH　and more !

土屋和子先生　プロフィール

1977年	兵庫歯科学院専門学校歯科衛生士科卒業
同　年	神戸国際デンタル・カミムラ歯科医院勤務
1981年	Dr.Raymond.L.Kim's office（米国・ロサンゼルス）にてアシスタント勤務・研修
1982年〜	フリーランス体制にて多くの歯科診療室に勤務
2007年	株式会社スマイル・ケア設立
2011年	全米 NLP 協会公認トレーナー
2012年	LAB プロファイル® グループコーチ認定
2017年	アクセスバーズファシリテータ
現　在	ウエマツ歯科医院（東京都世田谷区）勤務
	土屋歯科クリニック＆works（東京都千代田区）勤務
	ノブデンタルオフィス（東京都中央区）勤務

医歯薬出版株式会社　〒113-8612 東京都文京区本駒込 1-7-10
TEL．03-5395-7630　FAX．03-5395-7633　https://www.ishiyaku.co.jp/